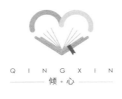

QINGXIN
倾·心

拥 抱 一 见 倾 心 的 生 活

职场妈妈的家庭饮食管理术

〔日〕Tassin志麻 著

王菲 译

山东人民出版社·济南

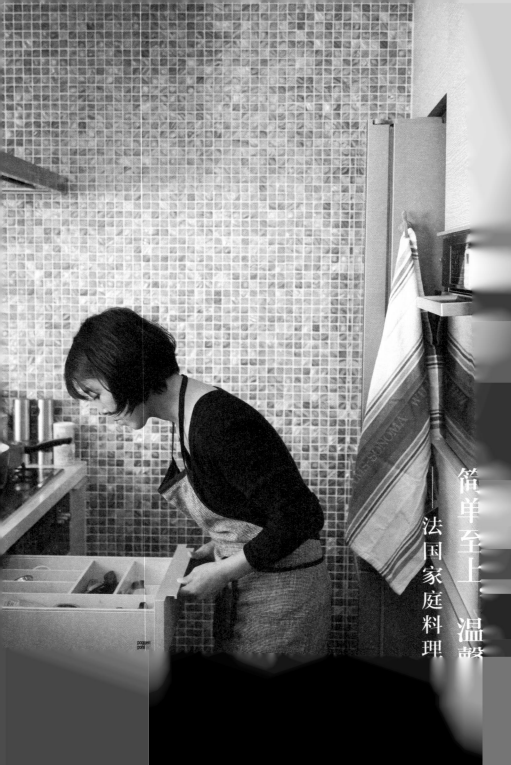

简单至上 温馨

——法国家庭料理

借法国家庭料理的智慧，帮职场妈妈解决做饭烦恼

这本书的写作初衷，就是想帮助育儿、工作"两手抓"的妈妈们更加轻松地准备一日三餐。我是一名上门料理人，委托对象大多是既要忙工作又要照顾孩子的职场妈妈。从离乳期的宝宝，到需要带便当或注重营养均衡的中学生，孩子年龄不一，每家的要求也各不相同。

但这些家庭的妈妈都持有一个共同的理念：即使再忙，也要吃好。她们关心家人健康和孩子成长，每天不管多忙都想准备美味的三餐，令家人开心。我总在倾听客户的烦恼时，不停思考如何满足大家的需求。

我先在大阪辻调理师专门学校学习两年法国料理，后赴法国分校和知名餐厅研修。回到日本后，几乎一直在餐厅工作，为顾客精心制作各种料理。从求学至成长为餐厅名厨历时15年，那段岁月很充实，但更惹我心动的，则是令人踏实心安、简单美味的法国家庭料理。

在法国，大多数妈妈也要兼顾育儿和工作。丈夫罗曼在巴黎的亲友家，父母和孩子常会一起从容用餐。我初次目睹那种情景时，感觉很新鲜。当了妈妈后，我才发现，法国家庭料理的智慧能够帮忙着育儿的职场妈妈减轻不少负担，轻松做出可口的饭菜。

在本书中，我拜访了6个有孩子的家庭，根据各家的要求在3小时内制作10多道料理。如果能借助法国家庭料理的智慧，让忙碌家庭的餐桌洋溢幸福的味道，我会由衷感到欣慰。

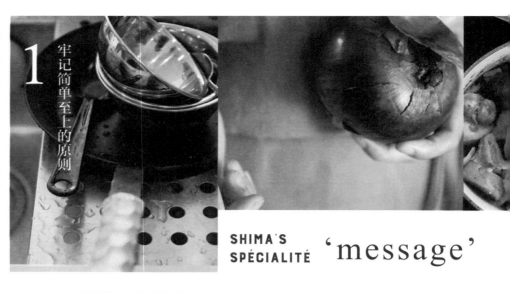

1 牢记简单至上的原则

SHIMA'S
SPÉCIALITÉ 'message'

要点1　料理简单，悠然自得

　　法国婆婆做饭时总是自在又从容，秘诀就是法国家庭料理做法简单。她有时边饮葡萄酒边和大家闲聊，有时会边洗菜边听孩子们聊天。法国人的餐桌一般是主菜、沙拉、面包，更丰盛点的话，再加一份汤、一道饭后甜点。日本家庭料理注重营养均衡，每顿饭都有好几样菜品，而法国家庭料理中的一道主菜，就将蔬菜、蛋白质悉数涵括。法国家庭料理的烹饪用具少，烹饪方法非常简单，主菜大多炖或烤，肉和蔬菜混搭时多用炖煮，做牛排、烤肉时先将肉或鱼烤熟后再配上蔬菜。奶汁烤菜、咸派、油炸食物等是个别家庭的偏好或特别日子里才会登场的料理。另外，法国家庭料理中的配菜能吃好几天，很多可以直接冷藏。

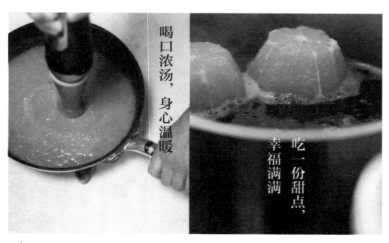

喝口浓汤，身心温暖

吃一份甜点，幸福满满

志麻的料理秘诀

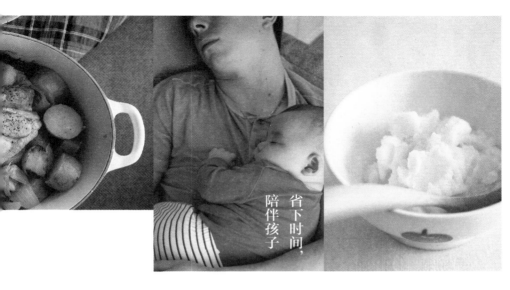

省下时间，陪伴孩子

要点2　炖煮料理，自在从容

　　炖煮料理做法简单，先将肉放入锅中煎至表面上色，添水，放入切好的蔬菜，炖煮即可，中途需时不时看看火候。等待时，你可以做做其他家务或陪孩子玩耍。料理煮好后，连锅一同端上桌，家人坐在一起热热闹闹动筷儿："今天应该能多吃点吧？""再来点？"边聊天边添盛，乐享温暖幸福的餐桌时光。炖煮料理可以使用猪肉、鸡肉等肉类和洋葱、土豆、胡萝卜等存放时间较长的食材，也可以选择当季食材。另外，使用的锅具、餐具较少也是它不可小觑的魅力。

要点3　活用烤箱，省时省力

　　法国家庭料理的主要烹饪方法之一就是烤，烤箱使用频率最高。成块的肉，都能用

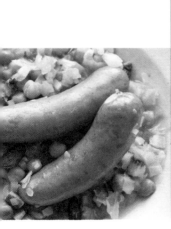

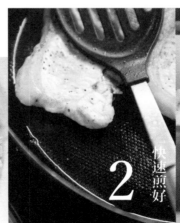

2 快速煎好

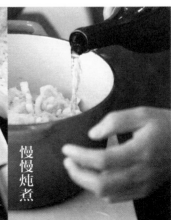

慢慢炖煮

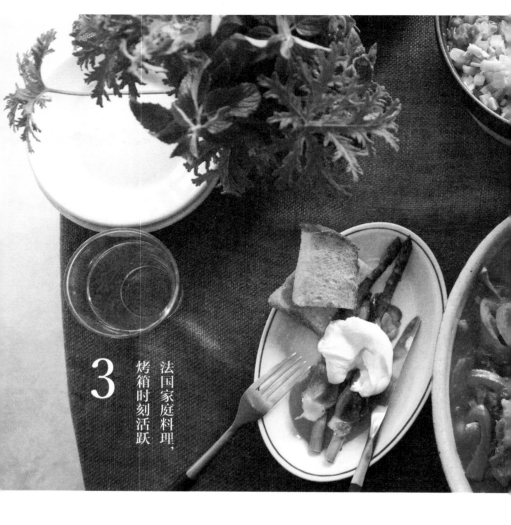

烤箱烤，而且能同时烤配菜。首先，在肉的表面拍上适量盐、胡椒粉，放入烤盘，再将切好的土豆、胡萝卜、芜菁等等摆到肉的四周。烘烤时，配菜会自然沾裹从肉块里渗出来的肉汁，非常好吃。其次，将烤盘里剩下的肉汁倒入小锅，加上葡萄酒熬收汁，就能变身为可蘸食的沙司。切食大块烤肉时，我们会感觉格外痛快。

要点4　咸淡适宜，多滋多味

　　我在做料理时尤其注意咸淡适宜，不管烤还是炖，都会提前用盐把肉或鱼好好腌制，之后就尽量少放盐。这样的话，做好的料理吃到最后也不觉腻。事先给肉拍上足量的盐后再煎或烤，肉自身的美味就被完美留住。配菜只需水煮，无须放盐。食用时，我们可以蘸盐、胡椒粉或沙司。在炖煮时，提前给肉拍上足量的盐，并用大火煎上色，放入蔬菜，加水炖煮，汤汁慢慢变浓鲜味十足，肉、菜的味道能得到升华。

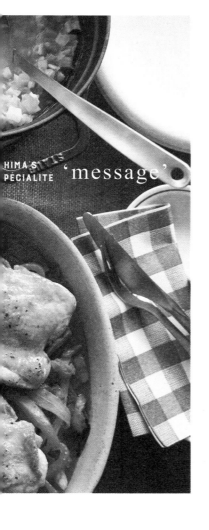

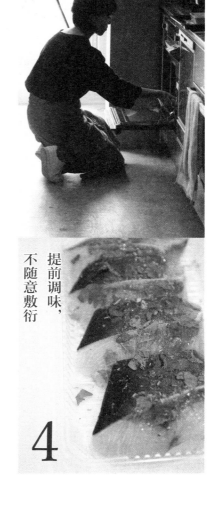

HIMA'S
PECIALITE 'message'

『料理是每天的事,
轻松应对即可。』

提前调味,
不随意敷衍

4

要点5　激发蔬菜自身的鲜味

　　在做汤或炖煮料理时,我通常会把蔬菜提前加盐稍稍翻炒,然后加水。借助盐的作用将蔬菜中的水分"逼"出,蔬菜自身的鲜味就会有效凝缩,融入汤中的蔬菜汁也会让汤的味道更浓郁。在法国料理中,洋葱是大多数汤品的基础。料理时,我常事先炒好洋葱,将洋葱的甜味完美激发出来。

要点6　简单调味,打造"我家的味道"

　　一提及"法国料理",也许很多人的脑海中就会浮现出放有大量黄油、淡奶油的重口味肉食料理。其实,那些都是餐厅料理,日常饭菜并非如此。一般来说,法国家庭料理常会放很多蔬菜,基本是用盐和胡椒粉调味,肉或蔬菜的鲜味主要靠盐来激发。与日式高汤类似,在法国料理中,汤同样是味道之基。"咕嘟咕嘟"现煮的高汤是最美味的,

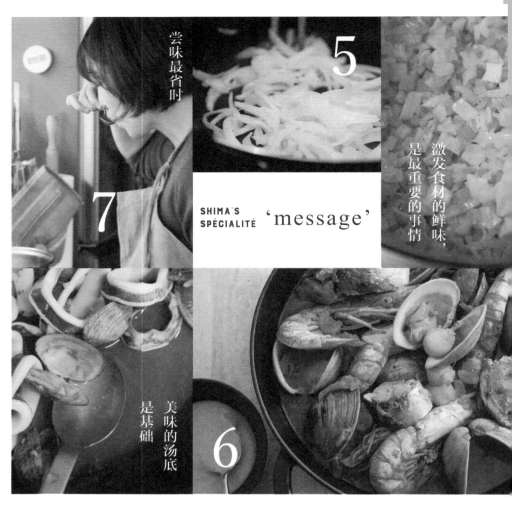

尝味最省时

7

SHIMA'S SPÉCIALITÉ 'message'

5

激发食材的鲜味，是最重要的事情

美味的汤底是基础

6

但每天都很忙的职场妈妈若抽不出时间专门煮，不妨试试西式清汤颗粒或卤块。汤料品牌不同，味道和盐分的差异很大，自己选一款最喜欢的即可。另外，像番茄罐头、葡萄酒、黄油等也能调味，几种基础调味品简单组合搭配，便可打造出每个家庭特有的味道，这正是法国家庭料理的精髓。

要点7 尝味其实最省时

　　在本书所列料理中，"尝一下味道，若感觉味道不足可再加点盐"这句话常常出现，其实是我想提醒大家多注意味道。"尝味"是快速制作料理的捷径。如果能不看食谱，自己摸索着把想要的味道调出来，料理就会变轻松。因此，请大家多尝味道。另外，不同种类或牌子的盐、糖的咸甜程度各有差异，平底锅和其他锅具各自的加热火候不同，炉

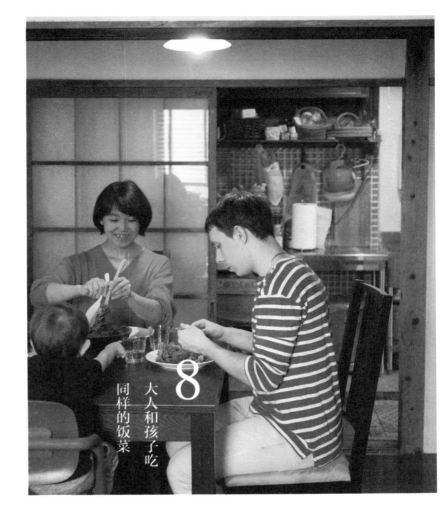

『营造温馨的餐桌时光』

8 大人和孩子吃同样的饭菜

灶、烤箱的火力也不一，所以有时你即便严格按照食谱操作，未必每次都能做出期待的味道。食谱里标注的分量顶多拿来参考，自己一定要边尝味道，边确认锅中食材的状态，熟能生巧，慢慢不用看食谱也能又好又快地做出美味的料理。

要点8　家人共享餐桌时光

　　如果妈妈放松心情享受料理的乐趣，先生和孩子也会更容易参与其中。一家人开开心心地做饭，一起享用美味，饭后帮忙洗刷，这是理想家庭的模样。一家人边吃边聊，笑着"点评"料理味道，浑然不觉间孩子也会对料理感兴趣。我真心希望，负责家庭饮食的妈妈不要一个人承担，请尝试邀请家人一同做饭，共享温馨的餐桌时光。

目录

本书料理标准：
1大匙15毫升，1小匙5毫升；加热使用的是功率600瓦微波炉；材料表中的数为大致数字，制作时请along情调整分量；蔬菜若无特殊标记，所介绍步骤均从清洗、去皮后开始。

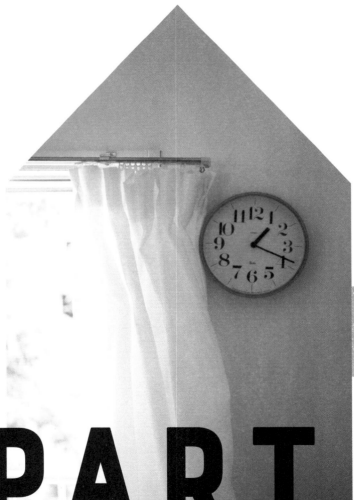

归家后立马想吃的
10道大盘料理

资料
妈妈：N·M（46岁）
职业：护士
家庭成员：妈妈、儿子
（12岁）

PART 1

'M' FAMILY

"儿子12岁，棒球少年，食欲旺盛，正值身体打基础的年龄，很想让他多吃点、吃好点，但最近我和孩子都有点发胖……"

　　我在法国留学时，被法国家庭料理那淳朴的美味吸引，结婚生子开始为家人做饭时，才渐渐意识到法国家庭料理营养均衡。漫步法国街头，如果你留意观察就会发现，大多数法国人体格魁梧，但少有肥胖之人。

　　法国人平时很能吃肉，不过都会搭配大量蔬菜进食。沙拉的话，就盛在大碗里直接摆到餐桌中央。做炖煮料理时，也会加入各种蔬菜。调味以盐、胡椒粉为主，几乎不怎么用砂糖。在家里吃饭时，也会像在餐厅点套餐一样，有先从蔬菜吃起的习惯。在大多数法国人看来，面包并非"主食"，而更像是配角，他们从不会只靠面包去填饱肚子。面包顶多用来蘸食盘子里剩下的汤汁，每餐一两个切片差不多就足够。

　　所以说，像这样高蛋白、低糖、低碳水、多蔬菜的法国家庭料理，或

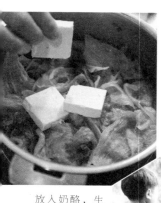

放入奶酪，生菜浓汤的味道更香醇。

'M' FAMILY

"厨房里飘出来的香味好诱人啊，肚子饿啦！"

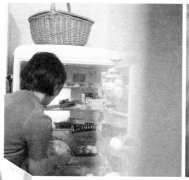

冰箱没有多余的存货，干净整洁。

『有什么高蛋白、低糖质的健康饮食方案吗？』

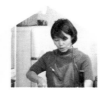

那就考虑一下既耐吃又健康的菜品吧！

许能为我们的健康饮食提供些启发。

　　另外，把好几种料理分别精心盛装在小碗小碟里，摆在面前，对大人来说，在下筷时可供玩味，但对正在长身体、食欲旺盛的孩子来说，可能就没有耐心去等待，一碗既有肉又有菜的炖煮料理反倒会更受欢迎。

　　这户人家的妈妈每天都要上班，在职场中忙得团团转，自然很消耗精力。所以，我想为两人做些分量足又健康的料理，既为孩子也能照顾到大人。

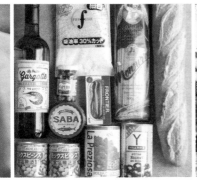
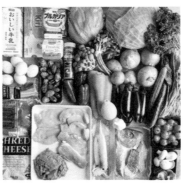
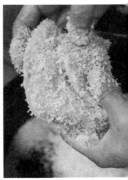

豆类、鸡蛋、猪肉、鸡肉、乳制品，都是优质蛋白来源。

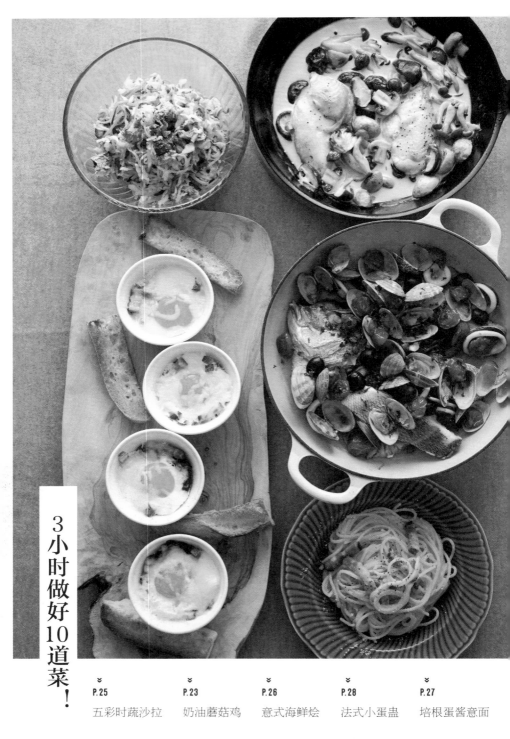

P.25 五彩时蔬沙拉

P.23 奶油蘑菇鸡

P.26 意式海鲜烩

P.28 法式小蛋盅

P.27 培根蛋酱意面

3小时做好10道菜！

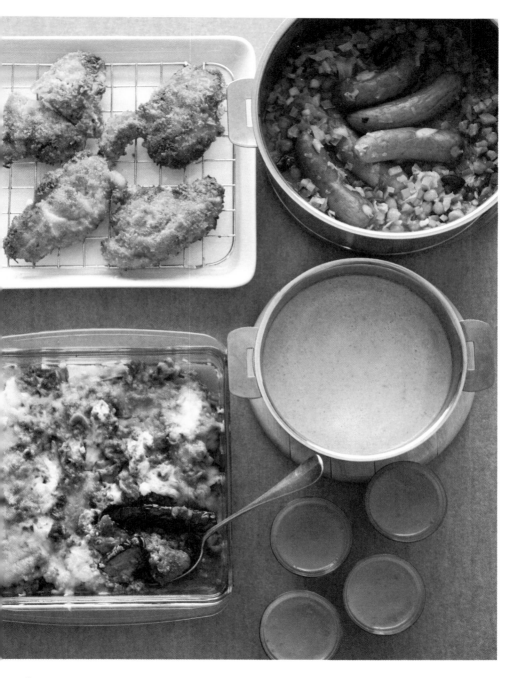

1

下班后不想花太多时间去买菜，回家后想三两下做好饭，该怎么办？

味道、分量都能让人满意的炖煮料理，想做时立马就能做

豆类富含优质蛋白，素有"长在地里的肉"之称，在法国人的餐桌上很常见。日本人大多会用酱油、砂糖来煮豆子，充当配菜或常备菜。但在法国家庭料理里，豆类作为主菜的配角常被拿来和肉一块儿炖汤，一次会用很多。

这次，我特意往豆子里添加了孩子们爱吃的香肠，做成了一道主菜——"什锦豆煮香肠"（**P.22**）。先往什锦豆里加入洋葱、胡萝卜、卷心菜，倒入高汤煮，快熟时放入香肠。市面上卖的什锦豆有罐头、冷冻或真空袋装等不同包装，都是保存食品，打开后就能用，很方便。

高蛋白、低脂肪的鸡胸肉很受人们青睐。奶油蘑菇鸡（**P.23**）这道料理，哪怕回家晚时也能快速做好。做法是，将鸡肉放入平底锅表面煎上色后，添入蘑菇，用高汤煮熟，出锅时淋上一圈淡奶油，搞定。

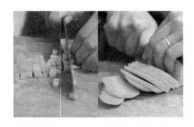

无论做什么料理，都要将食材切得均匀，这点很关键。因为食材大小厚薄一致的话，过火均匀，口感更好。

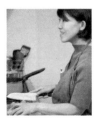

不想花太多时间，想快速做好饭，可以理解！

意式海鲜烩（ **P.26** ）是一道意大利海鲜蒸煮料理。品相看似豪华，其实只要一口锅开火煮 10 分钟左右就能做好，我在家比较忙时也常做。开小火，加入橄榄油、大蒜爆香，再依次放入鱼、花蛤等海鲜，用盐、胡椒粉调味，想提味的话，可以再放些盐渍凤尾鱼、黑橄榄果、续随子等，也可直接放入小西红柿煮。我这次用的是酸甜口味的烤小西红柿干，吃起来更可口，临出锅时加进去，也可以用市场卖的小西红柿干，但因为这种略微发硬，丢进锅里后需要多煮一会儿。

番茄罐头方便实用，轻轻松松就可以让味道更丰富，妈妈们做以上三道炖煮料理时，都可以根据自己的口味酌情添加，享受不同的风味。

来考虑菜品。
并围绕着它们，
蔬菜、罐头，
家中常备耐放

没问题！

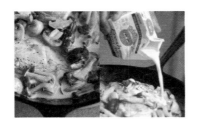

鸡胸肉煮久了会变得又硬又柴，所以要用大火快煮。

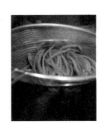

煮蔬菜时不要放盐，保留蔬菜本身的鲜美味道。

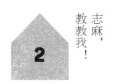

孩子只吃肉，想让他多吃些蔬菜，该怎么办？

趁炖煮的空当，拌上一盘分量大、营养高的沙拉

五彩时蔬沙拉（**P.25**）出乎意料得能让人不知不觉间吃掉很多蔬菜，与青花鱼罐头搭配，营养飙升，既增加了蛋白质，味道也更丰富。这次我搭配了卷心菜、黄瓜、胡萝卜、青椒四种蔬菜，只放卷心菜的话也很好吃。大部分顾客都很爱点这道菜。橄榄油可用蛋黄酱代替，有酸酸的柠檬汁加入，沙拉吃起来不会觉得腻。

这道菜通常能保存两三天，有顾客说放上一晚后第二天更入味，所以每次多做一点的话，享用时就比较省事。

鸡蛋是一种常见的食材，蛋白质含量很高。在法国家庭料理中，除了熟悉的煎蛋卷外，用鸡蛋做的其他料理也数不胜数。如果妈妈们想再添道简单的菜，不妨试试法式小蛋盅（**P.28**）。

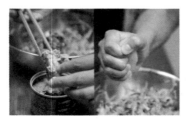

五彩时蔬沙拉中加入青花鱼罐头，营养轻松满分！用新鲜柠檬挤柠檬汁时，汁液分量会因柠檬大小、外皮的厚薄而异，食谱分量仅供参考，建议尝一下味道，灵活调整用量。

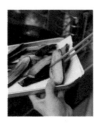

茄子很能吸油，煎好后放在厨房纸上控一下油，茄子不易软塌。

这次我放了菠菜、培根，也可以放西蓝花、蘑菇、火腿等，或者放自己喜欢的其他食材。鸡蛋味道相对清淡，若是搭配一种味道较重的食材，这道菜会更好吃。若有剩余的炖煮料理，可倒入耐热杯，再磕上一个鸡蛋，做成法式小蛋盅，格外适合早上急匆匆上班的家庭。

养沙拉吧！ 白质搭配的营 就做一道和蛋

没问题！

生菜浓汤

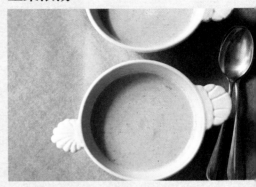

使用深绿色的生菜，汤品颜色更鲜亮愉目

材料及做法（4人份）

生菜 —— 1个
奶酪 —— 50～80克
油 —— 适量
盐、胡椒粉 —— 各适量

1. 生菜连茎带叶切成块，放入倒有油的锅中，盖上锅盖，开中火焖炒。刚开始锅盖合不严也不要紧，中途用筷子翻搅，让生菜整体均匀沾上油分。

2. 生菜炒软后，添300毫升水，转大火煮5分钟，然后加入奶酪。

3. 用料理机将步骤2中的食材打至浓稠状，用细网筛过滤一遍，再放入锅中稍微煮开即可，中途放入盐、胡椒粉调味。尝一下味道，若感觉味道不够可再加点盐，或撒些胡椒粉。

· 可冷藏2～3日，也可冷冻保存，冷冻、解冻方法请参照第127页（本文菜品解冻方法相同，不再赘述）。

分量满分！
营养满分！

什锦豆煮香肠

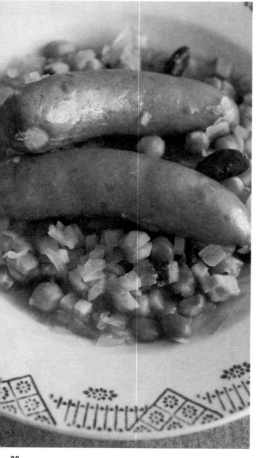

材料及做法（4人份）

香肠 —— 4～8根（大小可自由切分调整）
什锦豆（真空包装）—— 约150克
洋葱 —— 1/2个
胡萝卜 —— 1/3根
卷心菜 —— 1/8～1/4个
培根（厚片）—— 100克
白葡萄酒 —— 100毫升
西式清汤卤块 —— 1个
油 —— 适量
盐、胡椒粉 —— 各适量
月桂叶 —— 1～2片
百里香 —— 适量

1. 将所有蔬菜和培根均切丁。

2. 锅中倒油，油热后，放入洋葱、胡萝卜，加少许盐，用偏弱的中火将洋葱炒至发软；再加入卷心菜并炒软后，添入什锦豆，倒入白葡萄酒，添300毫升水；转大火煮沸，撇去浮沫，将月桂叶和百里香放入，丢入西式清汤卤块；盖上锅盖，用偏弱的中火煮10分钟。

3. 待蔬菜整体煮软后，将培根添进去均匀混合，放上香肠，盖上锅盖再煮10分钟。尝一下味道，根据个人口味，适量添加盐和胡椒粉。

·可冷藏4～5日，也可冷冻保存。

材料及做法（4 人份）

鸡胸肉 —— 2 块

蘑菇（4 种左右，香菇、洋菇、
　 姬菇、杏鲍菇等）—— 各 1 盒

白葡萄酒（日本酒也可）
　 —— 100 毫升

西式清汤卤块 —— 1 个

淡奶油 —— 100 毫升

盐、胡椒粉（大粒黑胡椒的
　 话更理想）—— 各适量

橄榄油 —— 适量

1. 给鸡胸肉表面抹上足量的盐和
胡椒粉。将橄榄油倒入平底锅，待
油烧热后，将鸡肉放入（带鸡皮的
一面朝下），把两面均煎至金黄色。

2. 菇类均切大块，放入步骤 1 中的
平底锅里。倒入白葡萄酒，丢入西式
清汤卤块，盖上锅盖，用偏强的中火
蒸煮 5 分钟左右，确保鸡肉熟透。

3. 倒入淡奶油略煮（**A**），尝一下
味道，若感觉味道不足可再加点盐，
也可根据个人口味撒些胡椒粉。

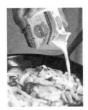

倒入淡奶油后，
微煮即可。

A

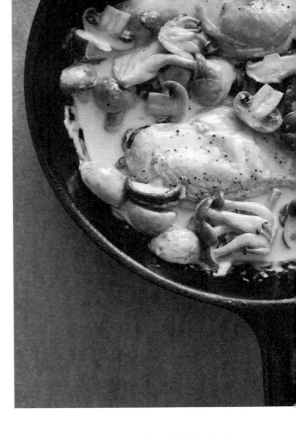

用平底锅做很简单，
快速炖煮，鸡肉香嫩柔软

奶油蘑菇鸡

· 可冷藏 4～5 日，也可冷冻保存。

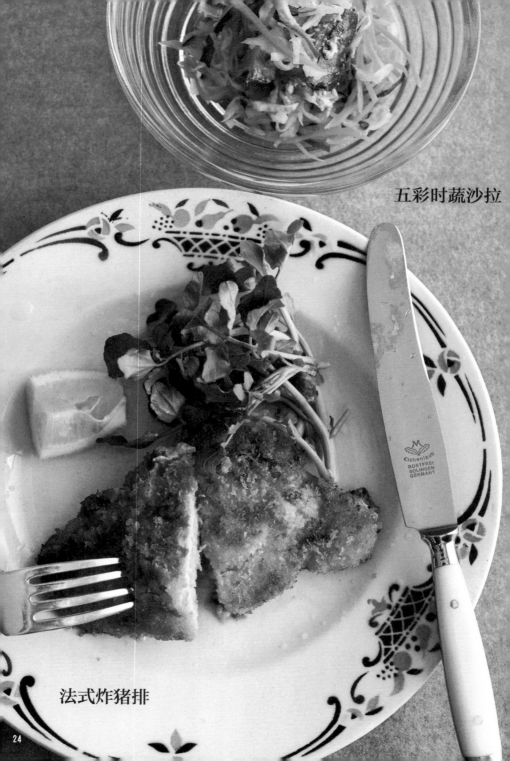

五彩时蔬沙拉

法式炸猪排

五彩时蔬沙拉

沙拉中拌入青花鱼罐头，营养均衡

材料及做法（4人份）

青花鱼罐头 —— 1罐（190克）
卷心菜 —— 1/6～1/4个
黄瓜 —— 1根
胡萝卜 —— 1/2根
青椒 —— 3个
柠檬 —— 1个
橄榄油 —— 2大匙
盐 —— 1/2～1小匙

1. 卷心菜、黄瓜、胡萝卜切丝，青椒竖着切成四等分后再横着切成条，统一放入碗中，撒上盐，用手充分揉搓（**A**）后，静置5～10分钟。

2. 将步骤1中的食材用手挤干水分，淋上柠檬汁（**B**），倒入橄榄油，混合均匀后，将青花鱼罐头分成合适大小后放入并轻拌。

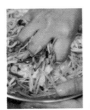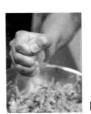

蔬菜水分较多时，需要适当多放些盐。

青花鱼罐头的味道较重，用酸酸的柠檬汁中和，沙拉味道更清爽。

· 可冷藏2～3日

法式炸猪排

夹有火腿和奶酪的经典炸猪排，分量十足，浓香诱人

材料及做法（4人份）

猪里脊肉（姜烧猪肉用，
　厚薄适中即可） —— 8片
生火腿（普通火腿也可） —— 4片
奶酪片（烤比萨用的奶酪碎也可） —— 4片
面粉 —— 2大匙
鸡蛋 —— 1个
面包糠 —— 适量
盐、胡椒粉、油 —— 各适量
欧芹 —— 适量
柠檬 —— 1个

1. 将火腿、奶酪（各1片）夹在两片里脊肉里，依次沾裹盐、胡椒粉、面粉、蛋液、面包糠。

2. 平底锅均匀淋上油，放入步骤1中的食材，用偏弱的中火耐心煎炸，煎好一面后，翻过来，再煎另一面。

3. 装盘，点缀上欧芹和切成几瓣的柠檬。

小贴士　猪肉破损的话，奶酪加热后就会溢出，既容易溅油，也会使风味流失，所以使用较厚的猪肉片比较保险。

· 可冷藏2～3日，也可冷冻保存。

快手豪华主菜，烤小西红
柿干让味道更浓郁

意式海鲜烩

材料及做法（4人份）

白身鱼（鲷鱼或鲽鱼等）—— 4块
乌贼 —— 1只
花蛤 —— 250～300克
小西红柿 —— 8～10颗
蒜瓣 —— 1个
盐渍凤尾鱼 —— 2个
续随子（有的话）—— 1小匙
黑橄榄果 —— 8～10粒
白葡萄酒（日本酒也可）—— 150毫升
橄榄油 —— 适量
欧芹碎 —— 适量
盐、胡椒粉 —— 各适量

1. 将小西红柿对半切开，稍微撒些盐，摆在用锡纸
包好的烤盘里，控掉表层水分（**A**）后，用预热120
度的烤箱烤半小时左右（**B**），烘干水分。

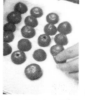
切口朝下，静置
10分钟左右。

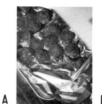
烤至整体起皱后
便可取出。

2. 用足量的盐、胡椒粉将鱼肉抹匀。将乌贼的触手与主干分开，取
出触手里的内脏后，把主干切成1.5厘米块状，触手切成适合食用的
大小，并清洗干净花蛤里的沙子。

3. 将蒜瓣一切为二后用刀身拍碎。锅中倒入橄榄油，用小火将蒜爆
香后，先放鱼肉，再把乌贼、切碎的凤尾鱼、续随子、花蛤、黑橄榄
果摆在四周，倒入白葡萄酒，开大火煮，待锅中无汁时盖上锅盖，转
小火煮5分钟左右。

4. 待花蛤口完全张开后，加入步骤1中烤好的小西红柿干。尝一下
味道，用盐和胡椒粉适当调味。关火，撒上欧芹碎。

· 建议当天吃完

材料及做法（两人份）

意大利面 —— 160克
鸡蛋 —— 两个
奶酪粉 —— 适量
黄油 —— 10～15克
培根（厚片）—— 80克
蒜瓣 —— 1个
橄榄油 —— 1大匙
盐、胡椒粉 —— 各适量

培根的余温使蛋液黏稠，没有淡奶油"加持"，味道照样浓郁。

培根蛋酱意面

1.先将意大利面煮熟。煮面时需要放盐，1升水大概配2/3小匙的盐，只要面汤喝起来觉得不错就OK。

2.往平底锅中倒入橄榄油，丢入切成两半的蒜瓣，用小火炒香后，将切成细长条的培根放进去，略炒。

3.往碗中磕入鸡蛋并打散，加入4大匙奶酪粉和黄油。舀70毫升煮面的面汤倒进去（**A**），充分搅拌后，将步骤2中的食材全部放进去。

4.意大利面不要煮太软，捞入步骤3中的平底锅里，与食材搅拌均匀。面盛盘后会吸收水分，出锅时带点水也不要紧。尝一下味道，若感觉味道不足可再加点盐，也可根据个人口味撒些胡椒粉，最后均匀撒上奶酪粉。

A

加入一勺面汤即可

·现做现吃

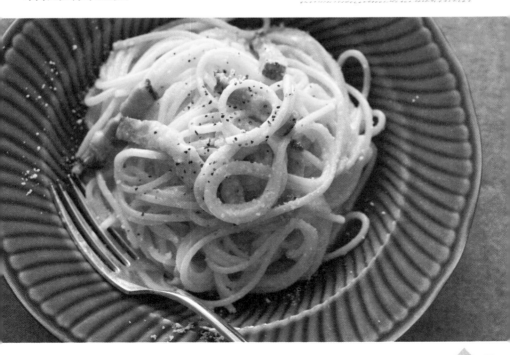

希腊千层茄盒

西红柿、茄子加酸奶，希腊风奶汁烤菜登场

材料及做法（使用20×20×5厘米耐热器皿）

混合碎肉 —— 250克
洋葱 —— 1/2个
长条茄子 —— 5～8根
蒜瓣 —— 1个
番茄罐头
　　—— 1罐（400克）
番茄酱 —— 2大匙
中浓沙司 —— 1大勺

油 —— 适量
原味酸奶 —— 200毫升
淡奶油 —— 100毫升
西式清汤卤块 —— 1个
烤比萨用的奶酪碎
　　—— 适量
盐、胡椒粉
　　—— 各适量

1. 将酸奶倒在细网筛里控干水分（**A**）。控水时间会因品牌不同而略有差异，一般30分钟就可以。将分量大概减到一半的脱水酸奶和淡奶油混合均匀。

2. 平底锅里倒油，开小火翻炒切碎的蒜瓣及洋葱，撒少许盐，将洋葱炒至发软。添入碎肉，转大火将肉炒至上色后，倒入番茄罐头、200毫升水、番茄酱、中浓沙司、西式清汤卤块，转小火炖20～30分钟，中途不用盖锅盖。尝一下味道，若感觉味道不足可再加点盐，也可根据个人口味撒些胡椒粉。味道略重的话会更好吃。

3. 将茄子竖着切成薄片，放入倒有油的平底锅，把两面分别煎熟，摆在厨房用纸上控一下油分。

4. 将步骤2、3、1中的食材依次放入耐热器皿，最后尽量将1中的脱水酸奶抹匀。撒上足量的奶酪碎，用烤鱼架或烤面包机将表层烤至金黄色。

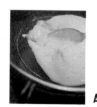

A

用滤筛充分控干水分是关键步骤。

·可冷藏2～3日，也可冷冻。

法式小蛋盅

往常见食材中"嘭"地磕个鸡蛋，简单烘烤，一道满溢幸福的菜就做好啦！

材料及做法（4人份）

菠菜 —— 1把
培根或火腿 —— 2片
鸡蛋 —— 4个
淡奶油 —— 4小匙
烤比萨用的奶酪碎
　（奶酪粉也可） —— 适量
盐、胡椒粉 —— 各适量

1. 菠菜简单焯水，挤干水分，切成2厘米长段，撒上盐、胡椒粉。培根切成细长条，和菠菜拌匀后，分别盛入4个小号耐热杯中，再各磕入1个鸡蛋，倒入淡奶油，撒上奶酪粉。

2. 用500瓦的烤面包机或预热180度的烤箱烘烤10分钟左右，待蛋黄半熟时即可取出。

·建议当天吃完

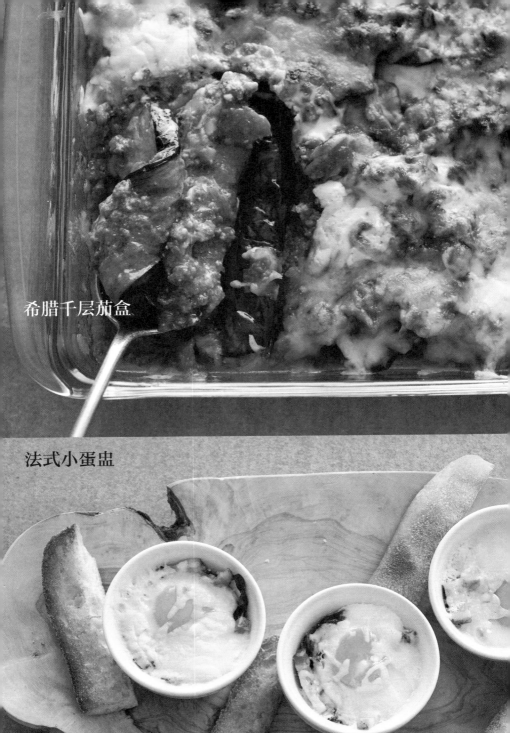

希腊千层茄盒

法式小蛋盅

焦糖布丁

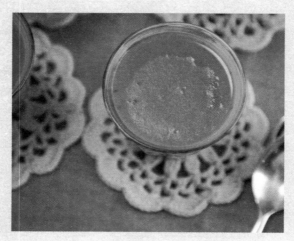

焦糖味布丁，一口平底锅就能轻松搞定

材料及做法（4个200毫升耐热杯的分量）

鸡蛋 —— 1个
生蛋黄 —— 3个
牛奶 —— 400毫升
砂糖 —— 80克

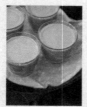

铺一张厨房用纸，可防止杯子滑动。

A

· 可冷藏2～3日

1. 将砂糖放入锅中，倒入适量水（2小匙），使砂糖整体浸润，开中火慢熬。待起小泡且变为茶色后，把锅从火上拿下来，慢慢倒入200毫升牛奶，边倒边搅拌。倒完后，把锅放回火上，加入剩余的牛奶，充分搅拌，以不沸腾的状态继续加热。

2. 将鸡蛋、生蛋黄全都放入碗中打散，将步骤1中的液体趁热少量分次混合进去（有细网筛的话尽量过滤一遍），最后盛入杯中。

3. 往平底锅中铺一张厨房用纸（**A**），摆入耐热杯，倒入刚好够平底锅2/3深的热水。这时既可给平底锅盖上锅盖，也可用锡箔纸盖严，然后用刚好使热水微微动的火量，蒸煮15分钟左右。最后敲敲杯子查看加热状态，若内部无太大晃动，即可出锅。

孩子保准不挑食的
11道营养满分料理

资料
妈妈：Y·E（38岁）
职业：设计事务所职员
家庭成员：爸爸（40
岁）、妈妈、儿子（7
岁）、女儿（3岁）

PART 2

'E' FAMILY

"7岁儿子严重挑食，能吃的东西没几样，弄得我每次做饭时都'压力山大'。"

挑食的孩子并不是任性或调皮，而是对味道和气味比别人更敏感。

在日本家庭料理中，大多数蔬菜在调制时都只是稍微焯水或简单煮一下，尽量保持蔬菜的新鲜和原有的口感。可是，大人觉得蔬菜正是拥有独特的味道或苦涩才好吃的想法，孩子未必能理解。

而在法国家庭料理中，蔬菜通常是慢慢炖煮，除掉青味和涩味，使其更甘甜。蔬菜煮得软软的，再打成蔬菜泥或做成浓汤，让孩子从小就吃，养成习惯，所以法国小朋友很少有讨厌吃蔬菜的。

顾客家里如果有不喜欢吃蔬菜的孩子，我就会用一大锅水将蔬菜好好煮一番，或是做成炖煮料理。有时还会用到另外两种方法：一种是把孩子不喜欢吃的蔬菜拌到他最爱吃的料理中，另一种是将蔬菜调制成孩子喜欢的口味。举个例子，如果孩子讨厌吃菠菜，那么我就把菠菜切碎，

'E' FAMILY

"从院子里就能望到电车的家。一家人迫不及待地等着香喷喷的饭菜出锅～"

将面糊用细网筛过滤一遍的话，布丁的口感更顺滑。

冰箱里装得满满的，看来这家的父母喜欢做饭，也爱吃美食。

『有没有什么好点子，把孩子讨厌的食物变成喜欢的呢？』

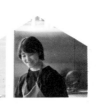

想除掉蔬菜的青味或涩味，有很多种方法哦！

掺到孩子偏爱的烤肉饼里，这样孩子就能吃得很香。孩子喜欢吃咖喱饭的话，我在炒菜时就会撒点咖喱粉调味，结果孩子自己很主动地就吃起了蔬菜。

　　这位顾客家里有两个孩子，我尝试了一些让蔬菜更好吃的烹饪方法，总共做了11道料理。在我家，只要有时间，我和丈夫都会让孩子参与做饭。如果是自己帮忙做的食物，那么孩子似乎就更愿意吃。我们很想让孩子们体验到自己动手做饭并开心享用的乐趣。

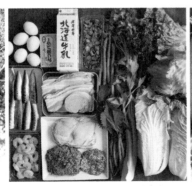

绿叶蔬菜还真不少，那就多多利用吧！做成什么样的料理，孩子才肯大口吃菜呢？

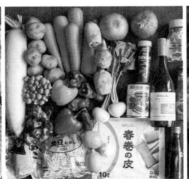

将孩子不爱吃的蔬菜，用大锅水煮得软软的，惹人不快的味道就会消失。

33

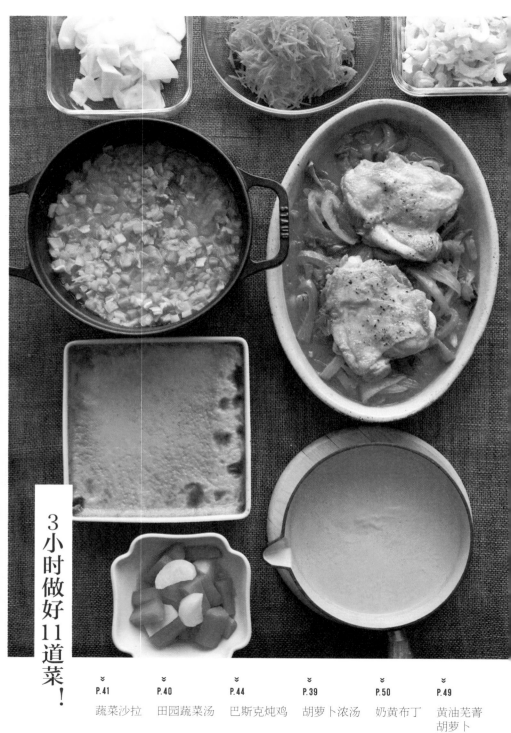

3小时做好11道菜！

≫	≫	≫	≫	≫	≫
P.41	P.40	P.44	P.39	P.50	P.49
蔬菜沙拉	田园蔬菜汤	巴斯克炖鸡	胡萝卜浓汤	奶黄布丁	黄油芜菁 胡萝卜

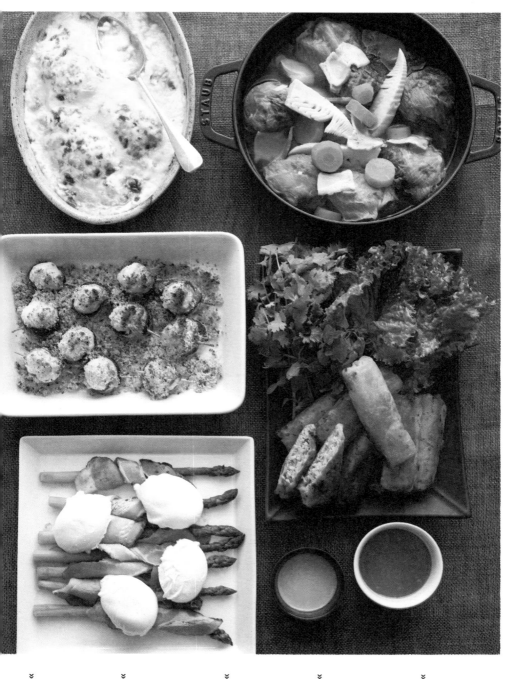

P. 48 生菜肉卷

P. 46 越南炸春卷

P. 43 白菜火腿 奶汁烤菜

P. 43 香草沙丁鱼 土豆卷

P. 45 芦笋培根卷

孩子最讨厌吃蔬菜，沙拉、炒菜一口也不肯吃，该怎么办？

让蔬菜充分吸收汤汁

白菜火腿奶汁烤菜（**P.43**）中用的白菜，和西式清汤卤块一起用水煮软，就不会残留任何青味。法国料理中有一道菊苣奶汁烤菜，菊苣和白菜很像，这次我便把菊苣换成了白菜，待叶子充分吸收汤汁变软后，卷上孩子最爱吃的火腿，做成烤菜。生菜肉卷（**P.48**）也是一样，汤汁饱满又软又薄的生菜，和厚实的卷心菜相比，蔬菜的青味和存在感都不是很强，孩子相对容易接受。

孩子在吃东西时总是会根据眼睛看到的第一印象去判断是否好吃。大多数孩子都喜欢吃奶汁烤菜、油炸食物等。做这类料理时，我会多放些蔬菜，或是改变一下料理的外观，孩子就会吃很多。在做越南炸春卷（**P.46**）时，我就试着放了各种蔬菜，还专门准备了孩子们爱吃的番茄酱。

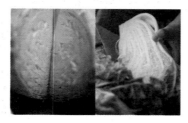

白菜、卷心菜里外层的叶子在口感、颜色上相差较大，竖着切成两半或四等分，里外叶子一起用的话，味道和色泽会更丰富一些。

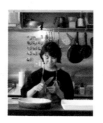

法国家庭料理中的蔬菜都煮得很熟，没有青味或苦味，孩子吃起来不怎么排斥。

法国人在做炖煮料理或汤时，都会先用油把蔬菜好好炒一下。这时如果撒点盐，蔬菜的水分就会被"逼"出来，不愉快的味道也会跟着消失，最后只剩下甜味。

我在田园蔬菜汤（**P.40**）里放了很多常见的蔬菜，将蔬菜炒过后慢慢炖成汤，诱人的香气氤氲在整个厨房中，和日本料理制作出汁时飘出的淡淡香味相似，无不惹人心醉。这种疗愈身心的美味料理，孩子们也会喜欢。巴斯克炖鸡（**P.44**）中，我也用了很多炒过后甜味翻倍的蔬菜，如洋葱、彩椒等，再放入香嫩的鸡肉，美味翻倍。做黄油芜菁胡萝卜（**P.49**）时，我用一大锅水将两种块茎蔬菜煮得很软，蔬菜自带的特殊味道不再凸显，快出锅时加入黄油，风味微甜，诱人食欲。

没问题！

孩子不喜欢吃蔬菜，大多是因为蔬菜有股特殊的味道。掌握一些去青味、涩味、苦味的办法，孩子挑食的烦恼就会迎刃而解。

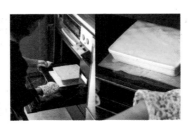

用烤箱竟然能烤这么大一块布丁！一家人在看到时，肯定会满脸惊喜，继而绽放幸福笑容。

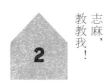

想让全家人满心欢喜地期待开饭，该怎么办？

让孩子享受做饭的乐趣，轻松解决挑食问题

职场妈妈若想解决孩子挑食的难题，除了可以灵活调整烹饪方法外，还可以在吃法上花点小心思。比如，在做寿司、御好烧（日式烤煎饼）等料理时，妈妈可以把食材端到餐桌上，让孩子亲自挑选喜欢的食材，动手试着卷或烤，如此一来，孩子可能会觉得有趣，有时哪怕是嘴上说不喜欢吃的蔬菜，也能吃得很香。

芦笋培根卷（**P.45**），就是用培根卷上煮熟的芦笋后，再加上一颗温泉蛋。半熟蛋黄相当于蘸食芦笋的沙司，用筷子戳开后，浓厚黏稠的蛋黄瞬间流淌而出，孩子也会跟着雀跃不已。

蔬菜沙拉（**P.41**）是法国人常做的一道生鲜蔬菜拼盘。将各种蔬菜拌入混合调味料后装盘，让孩子自由挑选吃什么，这是不是也很有意思呢？哪怕孩子只挑着吃一样，妈妈们也要记得及时表扬，孩子得到赞赏，自然

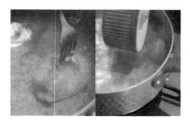

往开水"噗咕噗咕"翻滚的地方，磕入鸡蛋。

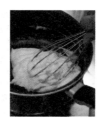

制作白菜火腿奶汁烤菜用的白汁酱，待面粉和黄油炒至绵滑后，再倒入牛奶。

而然会胃口大增。

　　香草沙丁鱼土豆卷（**P.43**），
圆滚滚的造型非常可爱，让人不
禁想偷偷捏一个丢进嘴里……很
多人可能会惊讶：沙丁鱼和土
豆也能搭配？其实两者食性相
宜，不啻为"黄金搭档"，配上
烤得金黄酥香的面包糠，好吃
到停不下来。

没问题！

一起动脑筋做些让
餐桌时光更愉快的
料理吧！

胡萝卜浓汤

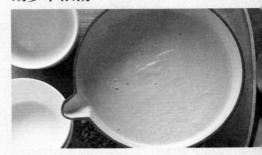

煮熟的胡萝卜格外香甜

材料及做法（4人份）

胡萝卜 —— 2根
洋葱 —— 1个
西式清汤卤块 —— 1个
牛奶 —— 300～400毫升
黄油 —— 15克
盐、胡椒粉 —— 各适量

1. 将胡萝卜切成薄薄的圆片，洋葱也切薄片。
锅中放入黄油，融化后倒入洋葱，撒少量盐，用
偏弱的中火炒软后，添入胡萝卜继续好好翻炒。

2. 倒入刚好没过食材的水，煮沸撇去浮沫，
放入西式清汤卤块，煮20分钟左右。

3. 将胡萝卜煮至用筷子能够轻松戳透的状
态。待水分蒸发后，先倒入200毫升牛奶，
用料理机或搅拌机打至浓稠状，剩下的牛奶
可根据个人喜好加入来调节稀稠。用细网筛
过滤一遍的话，口感更绵软顺滑。最后再次
煮开，尝一下味道，若感觉味道不够可再加
点盐，也可根据个人口味撒些胡椒粉。

小贴士　步骤2中，食材煮软前若水干了的话，
另添些水继续煮。

·可冷藏2～3日，也可冷冻。

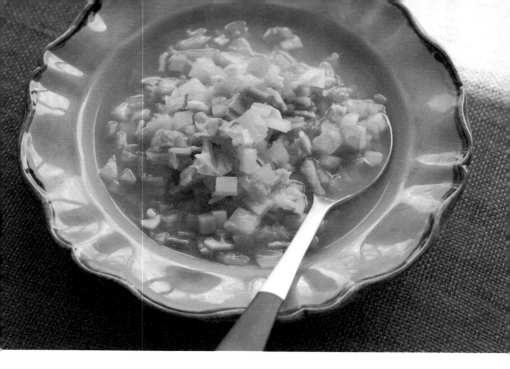

材料及做法（4人份）

白菜 —— 1/8 个

洋葱 —— 1 个

胡萝卜 —— 1/2～1 根

莲藕段 —— 10 厘米

白萝卜段 —— 5 厘米

培根（切片）或香肠 —— 1 袋

西式清汤卤块 —— 2 个

盐、胡椒粉 —— 各适量

油 —— 适量

1. 将白菜帮、洋葱、胡萝卜、莲藕、白萝卜切成丁，白菜叶切成稍大的碎片。

2. 锅中倒油，放入洋葱，撒少量盐，开偏弱的中火翻炒（**A**）。然后加入胡萝卜、莲藕、白萝卜，转弱火翻炒，添入白菜，炒至叶子发软。

A

洋葱加盐好好翻炒，甜味会被激发出来，成为味道的基础。

3. 倒入充分没过蔬菜的水，开大火煮沸，撇去浮沫，放入西式清汤卤块，转中火煮 20 分钟左右（以水面轻沸为准），不用盖锅盖。中途若因水分蒸发而蔬菜露出，另适量添水。

4. 最后加入切成 1 厘米宽的培根，煮开即可。尝一下味道，若感觉味道不足可再加点盐，也可根据个人口味撒些胡椒粉。

蔬菜充分翻炒，诱发
自身的甘甜

田园蔬菜汤

· 可冷藏 2～3 日，也可冷冻。

材料及做法（4 人份）

胡萝卜 —— 2 根
芹菜 —— 2 根
芜菁 —— 2 个
小西红柿 —— 8 个
欧芹碎 —— 适量
盐 —— 适量
柠檬 —— 1 个
橄榄油 —— 4 大匙
蛋黄酱（也可用沙拉酱）—— 2 大匙
砂糖 —— 2 小匙
醋 —— 1 小匙

1. 胡萝卜切丝，撒入 1/2～1 小匙的盐，用手充分揉拌，静置 5～10 分钟（**A**）。挤干净水分后，淋入半个柠檬的柠檬汁和橄榄油，搅拌均匀。

2. 芹菜切丝，撒入 1/2～1 小匙的盐，用手充分揉拌，静置 5～10 分钟。挤干净水分后，淋入剩余的柠檬汁和蛋黄酱，搅拌均匀。

3. 芜菁一分为二后再切片，撒入 1/2～1 小匙的盐，用手充分揉拌，静置 5～10 分钟。挤干净水分后，加入糖和醋，搅拌均匀。

4. 蔬菜装盘，点缀上对半切开的小西红柿和欧芹碎。

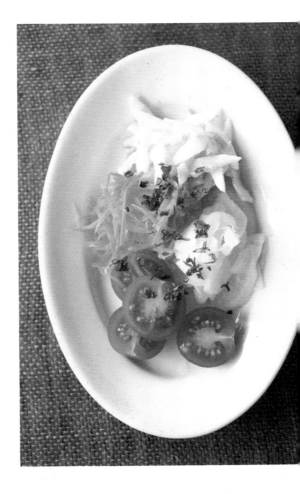

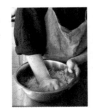

用手充分揉拌"逼"出胡萝卜的水分，调味料比较容易入味。盐量需要根据蔬菜水分灵活调整，水分大时要相应多放些盐。

A

法国人家庭餐桌上
必不可少的菜品

蔬菜沙拉

· 可冷藏 2～3 日

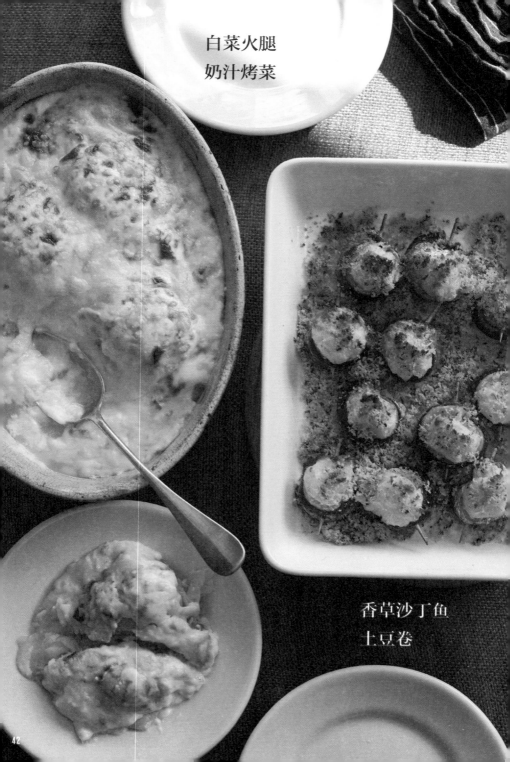

白菜火腿
奶汁烤菜

香草沙丁鱼
土豆卷

白菜火腿奶汁烤菜

浸满汤汁的白菜叶卷上火腿，味道软嫩鲜美

材料及做法（4人份）

白菜 —— 1/4 个　**白汁酱**
火腿 —— 8 片　｜牛奶 —— 400毫升
西式清汤卤块　｜面粉 —— 40克
　　—— 2 个　｜黄油 —— 40克
　　　　　　　烤比萨用的奶酪碎 —— 适量
　　　　　　　盐、胡椒粉 —— 各适量

1. 将白菜竖着切成两半，连根一起放入锅中，加入200毫升水及西式清汤卤块，盖上锅盖蒸煮（A）。中途尝一下汤的味道，若感觉味道不足可再加点盐，也可根据个人口味撒些胡椒粉。

2. 待白菜叶吸足水分变软后取出。取出菜心，去根，分剥叶子，将大小叶子组合搭配为8等份。每等份的叶子分别展开并摆起来，把火腿放在里面，从较硬的一端开始卷起，卷成圆柱状。

3. 制作白汁酱。将黄油放入锅中，开小火融化，放入面粉，转中火，用打蛋器边搅边加热。待面粉和黄油有机融为一体后（无粉状），先加1/3的牛奶，充分搅拌，若起疙瘩及时打开。之后再将剩余的牛奶分2～3次加入，每次均彻底搅拌，最后加热至"噗哧噗哧"冒泡状态。

4. 将步骤2中的食材摆入烤盘，倒入白汁酱，撒上足量奶酪碎，用预热250度烤箱烘烤5分钟左右，表面烤出漂亮的金黄色后即可端出。

A

生白菜比较占空间，刚开始烘烤盖合不严也不要紧，受热后叶子会自动收缩。

香草沙丁鱼土豆卷

沙丁鱼连烤两次，芳香四溢

材料及做法（4人份）

沙丁鱼 —— 12 条
土豆 —— 2 个
蛋黄酱 —— 2 大匙
面包糠 —— 3 大匙
蒜瓣 —— 1 个
欧芹（青紫苏也可）—— 适量
橄榄油 —— 适量
盐、胡椒粉 —— 各适量

1. 土豆带皮洗净，裹上保鲜膜，用600瓦微波炉加热5～6分钟，中途翻动几次，确保均匀受热，将整体烤软。趁热揭去表皮，用叉子等捣碎，撒些盐、胡椒粉，添入蛋黄酱搅拌均匀，团为12个土豆泥丸。

2. 将沙丁鱼两面抹上足量的盐、胡椒粉（A），鱼皮朝下放，将步骤1中的土豆泥丸放在上面，卷起来，最后用牙签固定。放在预热200度的烤箱托盘上，烘烤10分钟左右，确保鱼肉烤熟。

3. 将面包糠、蒜末、欧芹碎混在一起，撒在鱼肉卷上。淋上一圈橄榄油，再用预热250度的烤箱烘烤5分钟左右，待面包糠烤成金黄色后即可端出。

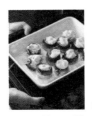

A

沙丁鱼抹上足够的盐提前烘烤一番的话，就能有效去除鱼腥味。

· 均可冷藏2～3日，均可冷冻。

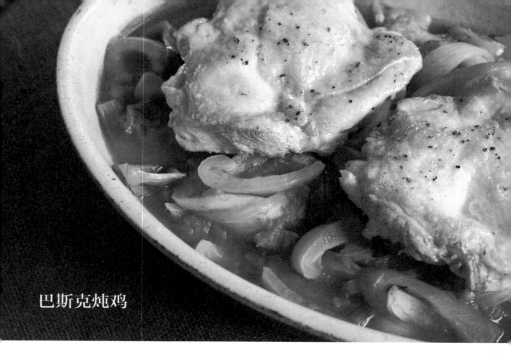

巴斯克炖鸡

香嫩的烧鸡肉搭配西红柿、青椒炖煮的浓汤，成就一道淳朴简素的传统料理

材料及做法（4人份）

鸡腿肉 —— 2块

洋葱 —— 1个

红、黄彩椒 —— 各1个

青椒 —— 2个

蒜瓣 —— 1个

番茄罐头 —— 1罐（400克）

白葡萄酒（日本酒也可）—— 100毫升

西式清汤卤块 —— 1个

月桂叶 —— 1～2片

盐、胡椒粉、橄榄油 —— 各适量

1. 将洋葱切成弧形，彩椒和青椒竖着切成7～8毫米宽的长条，蒜瓣切成两半。给鸡肉均匀抹上足量的盐、胡椒粉。

2. 平底锅里倒油，大火烧热后，放入鸡肉，将两面煎至酥黄后取出。

3. 用煎鸡肉的锅直接炒步骤1中的食材（**A**）。倒入番茄罐头、白葡萄酒，大火煮沸，撇去浮沫，丢入西式清汤卤块、月桂叶。盖上锅盖，中火炖煮5分钟左右。拿掉锅盖，转大火煮10分钟左右，收汁。尝一下味道，若感觉味道不足

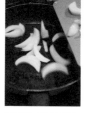

A

煎鸡肉时粘留在锅底的肉汁精华不要浪费，放入洋葱翻炒。

可再加点盐，也可根据个人口味撒些胡椒粉。

4. 将步骤3中的食材盛入烤盘，把步骤2中的鸡肉摆在最上面，盖上一张锡箔纸，用预热200度烤箱烤20分钟左右。用竹签戳下鸡肉，查看烘烤状态，若淌出的肉汁为透明色，即可端出。

· 可冷藏4～5日，也可冷冻。

材料及做法（4人份）

芦笋 —— 8根
培根（成片）—— 8片
鸡蛋 —— 4个
盐 —— 1小撮
醋 —— 2~3大匙
黑胡椒粉、奶酪粉 —— 各适量
油 —— 少许

1. 制作温泉蛋。锅中添水煮沸，放入盐、醋。先往容器里磕一个鸡蛋，朝着锅中冒泡的地方轻轻滑进去。借助沸腾的水势及时用叉子拢合蛋白（**A**），使蛋白裹住蛋黄。煮两分钟后，蛋白逐渐凝固，用勺子捞出，放进凉水冷却，其他3个鸡蛋也照此制作。

2. 芦笋微煮（**B**），卷上培根。

3. 平底锅中倒油，将步骤2中的培根卷放入，开大火将表面快速煎上色，和温泉蛋一同装盘。可根据个人口味撒些黑胡椒粉或奶酪粉。

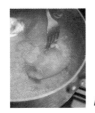
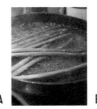

A "咕嘟咕嘟"的沸水容易冲散蛋白。

B 芦笋直接使用，不用切段。

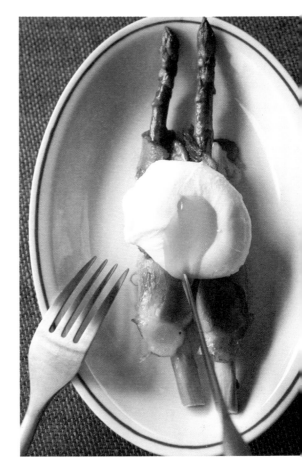

半熟的蛋黄缓缓流淌，
诱人食欲

芦笋培根卷

· 可冷藏4~5日，可冷冻。

沙司做两种，专门为孩子
准备了不辣的沙司

越南炸春卷

材料及做法（容易操作的分量）

猪肉碎 —— 150克

虾仁 —— 约100克

青椒 —— 1~2个

姬菇 —— 1袋（约100克）

绿豆芽 —— 1袋（约100克）

鸡蛋 —— 1个

春卷皮 —— 10张

盐、胡椒粉 —— 各适量

面粉 —— 适量（粘春卷皮用）

油 —— 适量

搭配生蔬菜（红叶生菜、薄荷叶、香菜等）
　—— 各适量

大人用沙司

甜椒沙司 —— 2大匙

鱼露（酱油也可）—— 1大匙

柠檬汁 —— 1/2个柠檬的量

蒜末 —— 1个蒜瓣的量

孩子用甜沙司

蛋黄酱 —— 2大匙

番茄酱 —— 1大匙

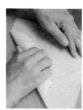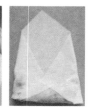

A

起初先卷一道后，用手指按压一下
肉馅，将春卷皮两端裹进去，然后
继续卷完。

・可冷藏2~3日，可冷冻。

1. 用刀将虾仁拍碎，将青椒、姬菇、绿豆
芽切末，放入碗中，倒入猪肉碎，磕入鸡
蛋，撒上盐、胡椒粉，用手充分搅拌。

2. 用春卷皮包裹步骤1中的肉馅（ **A** ），收
尾时抹上面糊合紧。

3. 平底锅里倒油加热，将步骤2中的生春卷
收尾处朝下摆放，用偏弱的中火煎炸。油量
没过春卷1/3即可。中途勤翻动，确保食材
内部热透，表面炸至金黄色后取出。

4. 两种沙司分别拌匀，用生鲜蔬菜夹着春
卷蘸取沙司享用。

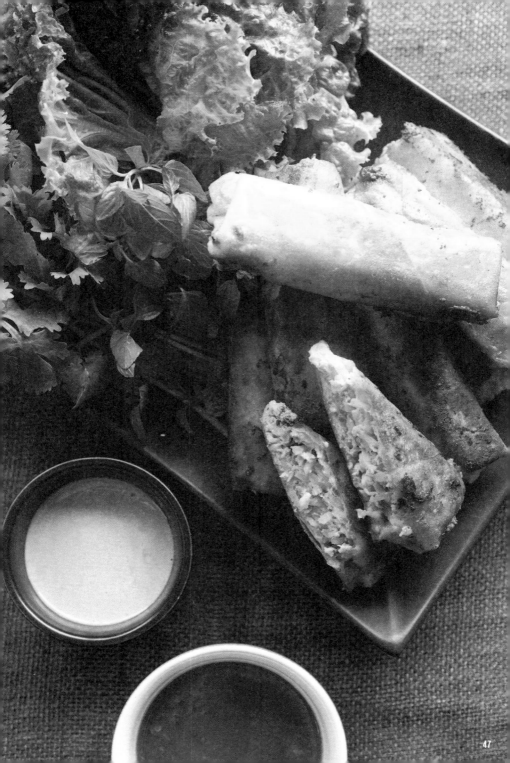

绵软的生菜加软糯的肉馅，鲜香可口

生菜肉卷

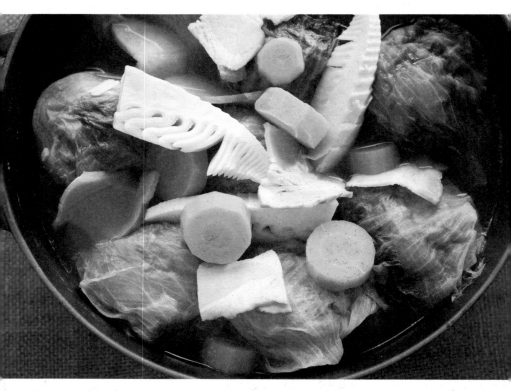

材料及做法（4人份）

生菜 —— 1个
混合碎肉 —— 300克
胡萝卜 —— 1根
芸豆 —— 6~8根
香菇 —— 2个
水煮竹笋（购买或自制）
—— 约100克
鸡蛋 —— 1个
面包糠 —— 4大匙
牛奶 —— 5大匙

西式清汤卤块 —— 1~2个
培根（成片） —— 4片
盐、胡椒粉 —— 各适量

1. 将整个生菜用保鲜膜裹好，放进微波炉里加热至发软（**A**）。600瓦功率的微波炉需要烤3~4分钟。

2. 将1/3的胡萝卜、芸豆、香菇切成末，竹笋下方较硬的部分同样切碎，从硬的菜开始，依次煮熟。

3. 将步骤2中的蔬菜和混合碎肉、鸡蛋、面包糠、牛奶均放入碗中，撒上盐、胡椒粉，用手好好搅拌后，团成8个肉丸。

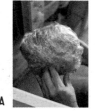

A

烤至表面发软即可，生菜内部利用余热即可热透。

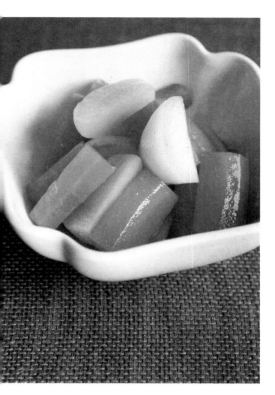

材料及做法（4人份）

胡萝卜 —— 1根
芜菁 —— 1个
砂糖 —— 2大匙
黄油 —— 15克

1. 将胡萝卜切成条状，芜菁切成月牙状，大小尽量均匀一致。

2. 将胡萝卜放入锅中，添入约胡萝卜体积3倍的水，倒入砂糖，开中火炖煮，以水面微滚的火势为宜。

3. 待水分减少，胡萝卜表面露出后，加入芜菁块继续煮。水分完全蒸发后，关火，放入黄油，利用余热融化，同时拌裹食材。

· 可冷藏2～3日，胡萝卜可冷冻。

4. 将生菜叶剥开，大小叶子组合搭配为8等份，展开，包入步骤3中的肉丸。摆入平底锅，将剩下的胡萝卜、竹笋切成适合食用的大小，放在锅中的空隙处。加入正好没过食材的水，放入西式清汤卤块。盖上锅盖，开火，沸腾后转小火煮半小时。最后添入切成3厘米宽的培根，再稍微开火加热。尝一下味道，若感觉味道不足可再加点盐，也可根据个人口味撒些胡椒粉。

用一大锅水好好炖煮是关键

黄油芜菁胡萝卜

· 可冷藏4～5日，可冷冻。

奶黄布丁

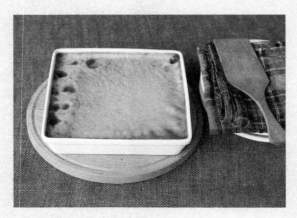

超大的烤布丁可用烤箱来做！

材料及做法（20×20厘米的模具）

鸡蛋 —— 4个	香草精（有的话）
生蛋黄 —— 1个	—— 少许
牛奶 —— 500毫升	**焦糖液**
砂糖 —— 50克	砂糖 —— 60克

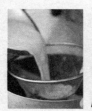
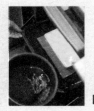

用细网滤筛过
滤一遍，口感
更顺滑。

铺一张厨房纸，
可防止面糊起孔。

1. 制作焦糖液：烤箱预热180度，将砂糖倒入小口锅，加少量水（1小匙），让砂糖整体浸润，开中火加热。待冒出小泡且变为茶色后，关火，再加入1小匙水，趁热倒入模具。

2. 将牛奶、砂糖放入锅中，开中火，让砂糖充分融化，加热至沸腾。

3. 将鸡蛋、生蛋黄放入碗中搅匀，将步骤2中的材料趁热加进去，充分搅拌，滴入香草精，倒入盛有焦糖液的模具（**A**）。

4. 往托盘里铺一张烘焙用纸，放入模具，倒上些热水（**B**），烘烤20～30分钟。最后轻敲几下模具，内部若无太大晃动即可端出。

小贴士 蛋糕中牛奶和砂糖的比例，以本食谱中100毫升牛奶配10克砂糖为参考标准。第一次做可以按照分量来，避免味道出错，之后熟能生巧，可以按照个人口味灵活调节砂糖分量。

· 可冷藏2～3日

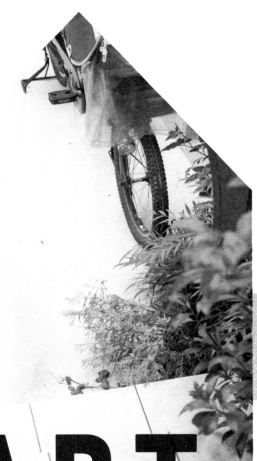

宝宝和妈妈都能
吃的10道料理

资料

妈妈：H·O（32岁）

职业：团体职员

家庭成员：爸爸（37岁）、妈妈、大女儿（3岁）、小女儿（不到1岁）

PART 3

'O' FAMILY

"去幼儿园接孩子回家后，先给大女儿做点儿东西垫垫肚子，再给小女儿准备辅食，最后才轮到两个大人吃饭……"

　　法国人一般不会专门为孩子准备辅食，一个重要的原因就是，大多数法国家庭料理对大人和孩子都适宜。烤肉或煎鱼的配菜通常不用怎么调味，只是煮软一点，装盘后蘸盐或沙司吃，孩子自己可以调整沙司的量。在所有配菜中，我最想为有宝宝的家庭推荐的便是土豆泥。它在法国料理中经常"亮相"。在法国大众餐厅吃饭时，不管主菜是鱼或肉，所有顾客的盘中都少不了一大份土豆泥，这让我很惊讶。大人盘中的土豆泥也可以直接喂离乳期的宝宝。

　　法国家庭常做的炖煮料理，营养均衡，肉和菜都被煮得很软，深受老人和孩子喜爱。蔬菜煮透的话，内在的甘甜就会被激发出来，特殊的味道

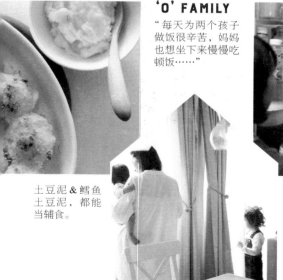

'O' FAMILY

"每天为两个孩子做饭很辛苦，妈妈也想坐下来慢慢吃顿饭……"

土豆泥＆鳕鱼土豆泥，都能当辅食。

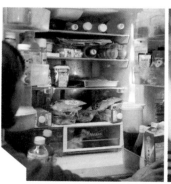

冰箱囤货充足，但也会发愁用不完……

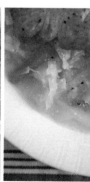

三文鱼的配菜煮得又软又甜，离乳期的宝宝也可以吃。

『有没有一次全都做好、一家人共享的料理呢？』

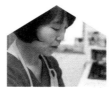

大人和小孩吃同样的饭菜，负责做饭的妈妈会轻松很多！

也会消失，不但离乳期的宝宝可以吃，连开始挑食的孩子也能吃得很香。

宝宝的饭菜，妈妈们可以将食材切成小块，在大人的饭菜快要做好时先盛出来一些，把味道调淡点儿比较好。若宝宝处于离乳期，妈妈们可以循序渐进地给宝宝喂些煮烂的米汤；待宝宝会咀嚼时，妈妈们可以将煮熟的食材盛到碗中，用叉子或勺子压碎后再喂食。

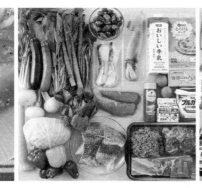

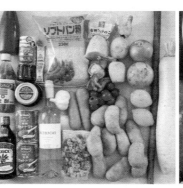

土豆堪称辅食的"救星"，有土豆妈妈们就无须犯愁。这家的妈妈想让孩子多吃点鱼肉。

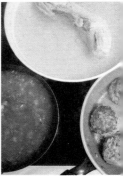

三口燃气灶全都派上用场。

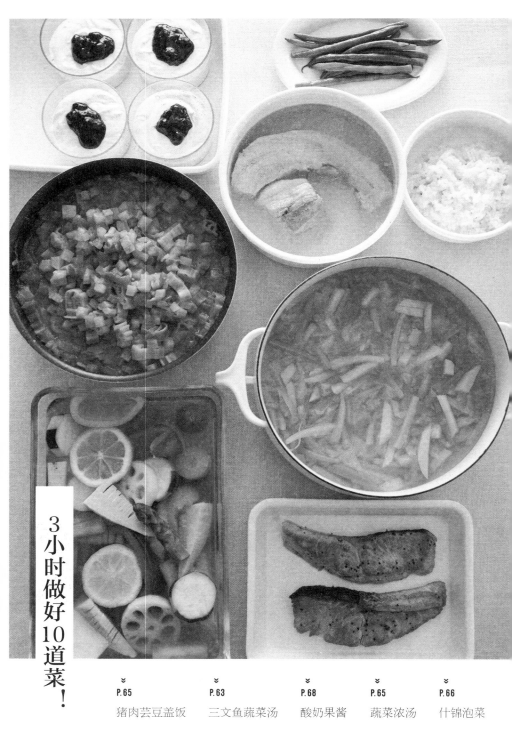

3小时做好10道菜！

❤	❤	❤	❤	❤
P.65	P.63	P.68	P.65	P.66
猪肉芸豆盖饭	三文鱼蔬菜汤	酸奶果酱	蔬菜浓汤	什锦泡菜

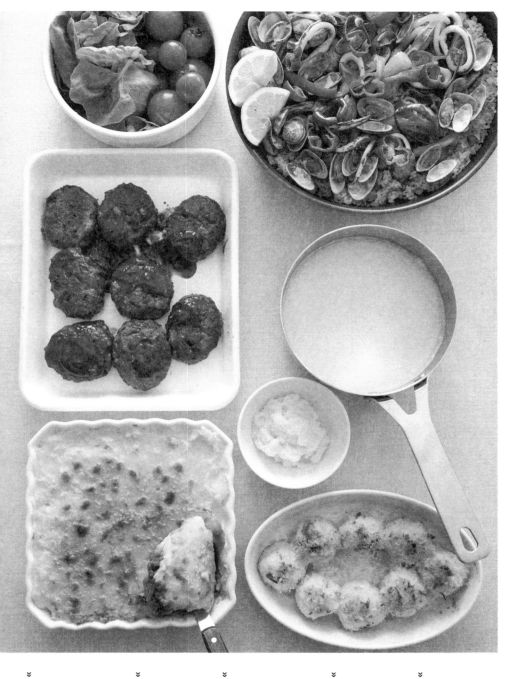

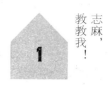

有没有1至3岁的孩子都爱吃的饭菜呢？

制作简单，还能搭配其他食材的土豆泥

首先，妈妈们试着做一下最基本的土豆泥吧，材料仅需三种：土豆、牛奶、黄油。将土豆煮熟，边捣碎边拌入黄油，最后加入牛奶稀释，土豆泥就做好啦！我家的宝宝从离乳期就开始吃。黄油能让土豆泥的味道更浓郁，如果孩子不喜欢黄油的味道，土豆泥中不加黄油也没关系，倒入牛奶后略微煮开即可。

基本分量就是3个土豆配15克黄油、100毫升牛奶。土豆大小不一时，妈妈需要灵活调整牛奶的分量。土豆，我常会用"五月皇后"这一品种，它既面又糯且有黏性，用它做出来的土豆泥口感绵软柔滑。土豆泥好吃的关键是要将土豆煮软，把热水倒掉后直接在锅里压碎，若用细网筛再过滤一遍，口感更细腻。

根据宝宝的成长情况或口味偏好，还可以在土豆泥中拌上一些其他

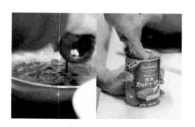

番茄罐头在做料理时常用到，像炖煮料理、汤、意大利面等，家中常备的话会比较方便。

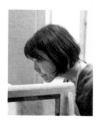

每位顾客家里微波炉、烤箱的加热力度各有差异，每次使用时，我会用眼睛观察确认食材的状态。

食材，像煮得软烂的菠菜、胡萝卜，或是掺些小块白身鱼肉，等等。其中最具代表性的，便是法式土豆泥焗牛肉（**P.62**）。这道经典法国家庭料理，在我家餐桌上也常"露面"。我去顾客家里做饭时，有小孩子的家庭常会请我做这道菜。如果宝宝正处于离乳期，那么只喂土豆泥即可。

这道料理还有一个好处：番茄牛肉、土豆泥都能冷冻保存。每次多做一些放起来，做饭时间比较紧时妈妈们可拿它"救急"。妈妈们往番茄牛肉里撒些咖喱粉，做成咖喱碎肉汤，还能做意大利千层面，自由调节的空间很大。

维希冷汤（**P.59**）同样是一道灵活利用土豆泥做的浓汤。做法基本和土豆泥一样，只需多倒些牛奶，调整到适合饮用的浓度。这道汤既可以从头开始做，也可以用冷冻土豆泥制作。

土豆泥非常适合做辅食，还能做成其他料理。

没问题！

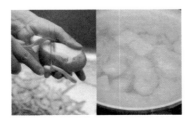

土豆煮软后再弄碎，我推荐用"五月皇后"，当然也可以用其他品种。

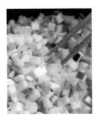

做蔬菜浓汤时，蔬菜先用油炒后再水煮，本身的甜味就被激发出来，变得更可口。

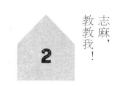

志麻，
教教我！

有哪些大人和宝宝都能吃的主菜呢？

蔬菜多多的主菜

三文鱼蔬菜汤（**P.63**）做法简单，就是将蔬菜炒过后，用西式清汤熬煮收汁，再放上煎好的三文鱼。蔬菜一般切细长条，多加些水做成菜汤。在法国家庭里，无论大人还是小孩都爱喝将蔬菜煮得很透的蔬菜汤。

蔬菜浓汤（**P.65**）中既可以放通心粉又可以放各种各样的蔬菜。除了这次食谱里列举的蔬菜以外，妈妈们还可以加入白菜、卷心菜、番茄、西蓝花、南瓜、红薯等其他应季食材。

鳕鱼土豆泥（**P.60**）也是一道巧用土豆泥的料理。它原本是指用牛奶炖煮土豆、鳕鱼的乡土料理，多见于法国南部的朗格多克地区。不过这次，为了方便孩子吃，我先将鳕鱼煮过后分成小块，掺上土豆泥后再用烤

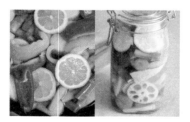

泡菜吃起来咔嚓清脆又健康，可以当孩子的零食。煎烤肉食时，大人可以拿泡菜汁当沙司来蘸着吃。

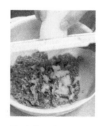

往肉馅里加些土豆屑，制作的肉饼口感更软和。

箱试着烤了一下，特意团成乒乓球大小的丸子。

　　这几道料理均是适合全家人共同享用的主菜，里面的蔬菜已被煮得特别软烂，也适合离乳期的宝宝吃。

宜食的料理吧！
菜自身鲜味、软糯
做一些能够激发蔬

没问题！

维希冷汤

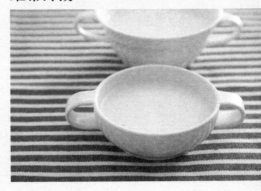

土豆煮熟后只要弄碎就OK

材料及做法（4人份）

土豆（五月皇后）—— 3个
牛奶 —— 500毫升
黄油（根据个人口味，有无均可）—— 15克
盐、胡椒粉 —— 各适量

1. 将土豆切块，放入没过食材的水煮软，把热水倒掉，直接在锅里用叉子等把土豆弄碎。若有细网筛的话，可以再过滤一遍，口感会更细腻，可根据个人口味趁热拌上些黄油。

2. 往土豆泥中倒入牛奶，煮开。尝一下味道，若感觉味道不足可再加点盐，也可根据个人口味撒些胡椒粉。

小贴士 以这道料理作辅食时，若孩子在离乳初期（婴儿5～6个月）请不要用黄油，之后可根据宝宝成长情况酌情添加。

·可冷藏2~3日，可冷冻保存。

材料及做法

土豆泥（容易操作的分量）

土豆 —— 3个（约450克）
黄油 —— 15克
牛奶 —— 100毫升

鳕鱼土豆泥（4人份）

做好的土豆泥 —— 全部
咸鳕鱼（生鳕鱼也可以）—— 2块
牛奶 —— 200毫升
蒜瓣 —— 1个
面包糠 —— 适量
盐、胡椒粉（根据个人口味酌情添加）—— 各适量
橄榄油 —— 适量

土豆泥

1. 将土豆切块，加入没过食材的水彻底煮软（**A**）。把热水倒掉后，直接在锅里用叉子等将土豆压碎（**B**），趁热拌入黄油。

2. 开小火加热，将牛奶分2～3次倒进去，煮开。

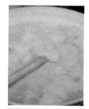

煮到土豆塌软。

A

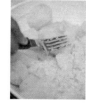

压碎后，用细网筛过滤一遍，口感更细腻。

B

土豆泥&鳕鱼土豆泥

土豆泥是法国人再熟悉不过的辅食，妈妈们若想尝试新的口味，可以试试掺上鳕鱼一起烤

鳕鱼土豆泥

1. 准备土豆泥。

2. 将蒜瓣对半切开后用刀身拍碎。将蒜、鳕鱼、牛奶放入锅中，开火加热，途中勤翻鱼块以免粘锅，直到水分消失。鱼肉煮散也没关系。出锅前尝一下味道，若感觉味道不足可再加点盐，也可根据个人口味撒些胡椒粉。

3. 收汁后，挑出蒜，剔掉鱼刺、鱼皮，将鱼肉分成小块。拌上土豆泥，团成乒乓球大小的丸子。

4. 将步骤3中的食材摆入耐热器皿，撒上面包糠，淋上橄榄油，用烤箱烤上色。预热250度的烤箱烤10分钟即可。

小贴士 鳕鱼土豆泥是将鳕鱼和土豆泥一起烘烤的法国南部料理。使用生鳕鱼时，提前抹上足量的盐调味后再煮。

★将这道料理当辅食时，请根据宝宝的成长情况灵活调节土豆泥的软烂程度。

·可冷藏2～3日，也可冷冻。

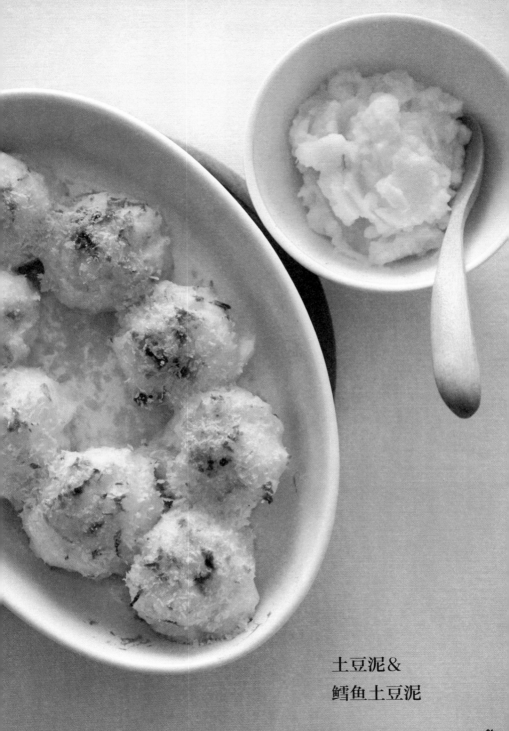

土豆泥&
鳕鱼土豆泥

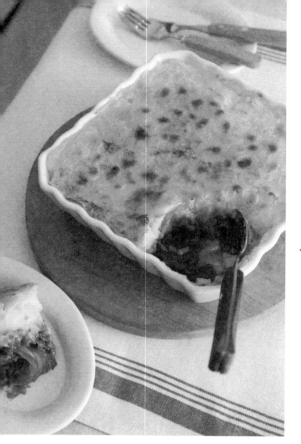

孩子们喜欢番茄酱甜甜的味道

法式土豆泥焗牛肉

材料及做法（1个20厘米×20厘米耐热器皿的量）

土豆泥

土豆 —— 5个

黄油 —— 25克

牛奶 —— 150毫升

番茄牛肉

薄牛肉片 —— 250克

洋葱 —— 1个

番茄罐头 —— 1罐（400克）

番茄酱 —— 3大匙

中浓沙司 —— 2大匙

砂糖、盐、胡椒粉 —— 各适量

油 —— 适量

烤比萨用的奶酪碎 —— 适量

1. 制作土豆泥（做法请参考 **P.60**）。

2. 将牛肉片切成一口大小，洋葱切薄片。平底锅中倒油加热，放入洋葱，撒些盐，用偏弱的中火炒至发软，添入牛肉继续炒。

3. 待肉变色后，倒入番茄罐头，加100毫升水、番茄酱、中浓沙司，用较弱的中火炖煮收汁，大概煮10分钟（**A**）。尝一下味道，若感觉味道不足可再加点盐，也可根据个人口味撒些胡椒粉。酸味较重的话，可再加1大匙砂糖，调成酸甜的味道。

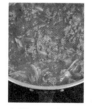

A

火候以汤汁冒小泡的状态为宜。

4. 将步骤3中的食材盛入耐热器皿，抹上土豆泥，撒上奶酪碎，用预热250度的烤箱烘烤10~15分钟，也可用烤吐司机或烤鱼架，只要将表面烤至诱人的金黄色即可。

★将这道料理作辅食时，刚开始只能喂土豆泥，之后根据宝宝的成长情况，可适当添些番茄汤汁、牛肉碎等。

・可冷藏2~3日，也可冷冻。

材料及做法（4人份）

三文鱼 —— 4块
胡萝卜 —— 1/4根
萝卜 —— 4～5厘米
卷心菜叶 —— 1～2片
土豆 —— 2个
西式清汤卤块 —— 1个
奶酪粉 —— 适量
盐、胡椒粉 —— 各适量
粗粒黑胡椒（根据个人口味）—— 适量
黄油、油 —— 各适量

切成细长条的蔬菜既可
以做配菜，也可以做汤

三文鱼蔬菜汤

1. 蔬菜全部切成细长条。将黄油放入热锅，待黄油融化后，加入除土豆外的其他蔬菜，撒少许盐，用小火将蔬菜炒至发软。

2. 倒入没过蔬菜的水，转大火煮沸，撇去浮沫，丢入西式清汤卤块，继续煮10分钟左右。添入土豆，煮至变软。

3. 三文鱼提前抹上盐、胡椒粉调味。平底锅中倒油烧热，放入三文鱼煎熟，并将两面煎出漂亮的色泽。将步骤2中的蔬菜盛盘，撒些奶酪粉，最后放三文鱼，可根据个人口味撒些粗粒黑胡椒。

★将这道料理作辅食时，根据宝宝的成长情况，只喂蔬菜汤，或是喂些软烂的蔬菜，或是掺些碎碎的鱼肉。

·可冷藏2～3日，可冷冻保存。

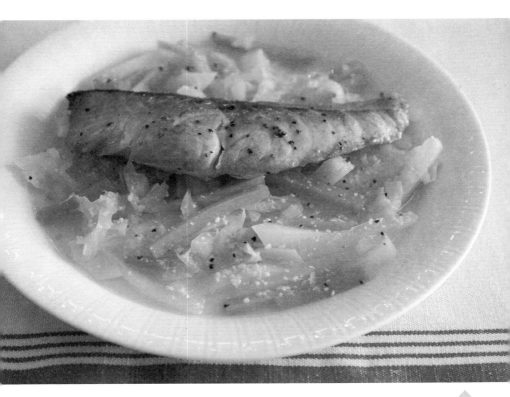

猪肉芸豆盖饭

蔬菜浓汤

猪肉芸豆盖饭

猪肉先煮熟再煎上色，肉汤可做西式烩饭

材料及做法（4人份）

五花猪肉（成块）—— 400克
芸豆 —— 约20根
西式清汤卤块 —— 2个
月桂叶 —— 1～2片
熟米饭 —— 2小碗
黄油、奶酪粉 —— 各适量
油、盐 —— 各适量
粗粒黑胡椒、芥末酱（根据个人口味）—— 各适量

1. 提前往猪肉表面抹上1小勺盐。放入锅中，添水，以高过猪肉表面3～4厘米的量为准，开大火煮。沸腾后，撇去浮沫，放入西式清汤卤块及月桂叶，继续煮30分钟左右。途中勤添水，确保肉汤总能没过猪肉。浮至表面的油花尽量捞掉。用竹签戳一下猪肉，肉汁为透明时即可关火。将煮好的猪肉竖着切成2厘米宽的长条，放进平底锅，用油将两面煎至酥黄，根据个人口味可再适量放些盐。

2. 将熟米饭和40毫升撇掉油花的高汤放进锅里，尝一下味道，若盐味不够可适当调节，小火煮1～2分钟。最后加入奶酪粉。

3. 芸豆去蒂去筋，焯水后拌些黄油。将步骤2中的烩饭盛入碗中，摆上芸豆、猪肉，可根据个人口味撒些粗粒黑胡椒，可蘸着芥末酱吃，味道也不错。

★将这道料理作辅食时，根据宝宝的月龄，刚开始只喂烩饭，之后随着宝宝长大，可以将猪肉、芸豆切碎后拌入烩饭喂食。

· 煮好的猪肉不立马煎烤食用的话，可以连汤汁一起放入冰箱保存，可放4～5日，也可冷冻保存。

蔬菜浓汤

蔬菜彻底翻炒是关键

材料及做法（4人份）

洋葱 —— 1个
胡萝卜 —— 1根
芹菜 —— 1根
西葫芦 —— 1个
芜菁 —— 2个
通心粉 —— 50克
番茄罐头 —— 1罐（400克）
西式清汤卤块 —— 1个
奶酪粉 —— 适量
橄榄油 —— 适量
盐、胡椒粉 —— 各适量

1. 将所有蔬菜切丁。平底锅里倒入橄榄油，加入洋葱，撒些盐，用偏弱的中火炒至发软。添入胡萝卜、芹菜、西葫芦，彻底翻炒后，加入芜菁继续炒。

2. 倒入番茄罐头，添入没过食材的水，丢入西式清汤卤块，将蔬菜煮至绵软状态。中途若水分消失，再另添些水。放入通心粉煮熟。尝一下味道，若感觉味道不足可再加点盐，也可根据个人口味撒些胡椒粉，做好后撒上奶酪粉。

★以这道料理作辅食时，从离乳后期（婴儿9～11个月）开始喂，记得要把通心粉和蔬菜弄碎。

· 可冷藏2～3日，可冷冻保存。

一口平底锅就能搞定

西班牙海鲜饭

材料及做法（直径24厘米的平底锅）

白身鱼肉（鲷鱼、鲽鱼等）—— 4块

章鱼 —— 1只

花蛤 —— 约200克

红、黄彩椒 —— 各1/2个

青椒 —— 2个

香菇 —— 4个

牛蒡 —— 1/2根

白葡萄酒（日本酒也可）—— 2大匙

大米 —— 360克

柠檬 —— 1个

橄榄油 —— 2大匙

盐、胡椒粉 —— 各适量

材料及做法（容易操作的分量）

胡萝卜 —— 1根

莲藕 —— 5～6厘米

芜菁 —— 2个

芦笋 —— 4根

水煮竹笋 —— 约100克

红、黄彩椒 —— 各1/2个

西葫芦 —— 1根

柠檬 —— 1个

小西红柿 —— 8个

泡菜汁

白葡萄酒 —— 100毫升

醋 —— 300毫升

砂糖 —— 8大匙

盐 —— 2大匙

1. 将章鱼的触手与主干分开，取出触手里的内脏，将主干切成1厘米宽的圆圈，触手切成适合食用的大小。花蛤泡水，待吐完沙后，再搓洗干净。彩椒、青椒、香菇切细条，牛蒡切丁。

2. 将章鱼、花蛤一同放入平底锅，倒入白葡萄酒盖上锅盖，开大火加热。待花蛤张口后，用细网筛将食材与汤汁分开，往汤汁中兑水450毫升，撒1小撮盐搅匀。

3. 往平底锅里倒入橄榄油，用小火翻炒牛蒡，待牛蒡变软后加入大米（无须淘洗），炒至大米充分吸油后呈透明状。倒入步骤2中的汤汁，将白身鱼肉切成适宜大小放在最上面，添入彩椒、香菇，开大火煮。沸腾后，盖上锅盖，用偏弱的中火煮10分钟左右，收汁，再放入步骤2中的食材，加入青椒，盖上锅盖，转小火焖煮5分钟左右。尝一下味道，若感觉味道不足可再加点盐，也可根据个人口味撒些胡椒粉，享用时淋上柠檬汁。

★当辅食时，只盛米饭，用日式出汁等带水分的调味汁泡软后再给宝宝吃。

1. 将小西红柿以外的蔬菜全都切成适合食用的大小。

2. 将泡菜汁与300毫升水倒入锅中，开火，放入砂糖与盐。将切好的蔬菜按材料表中的顺序（从硬到软）依次加入，每放一种就煮开，然后再放下一种。关火，放入小西红柿及切好的柠檬片。待凉却后，盛入洁净的密封罐。

· 可冷藏1周左右

泡菜汁微煮一下更入味

什锦泡菜

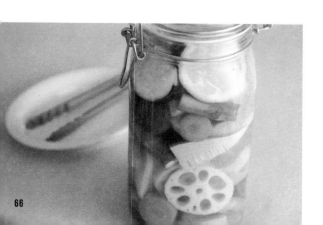

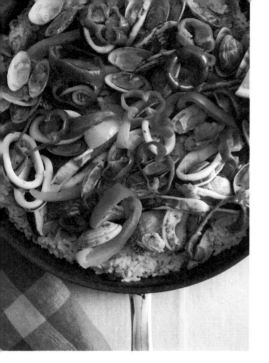

材料及做法（4人份）

混合碎肉 —— 300克

土豆 —— 1个

胡萝卜 —— 1/4根

莲藕 —— 3～4厘米

香菇 —— 2个

菠菜 —— 大棵3～5根

鸡蛋 —— 1个

番茄酱 —— 3大匙

中浓沙司 —— 2大匙

盐、胡椒粉、油 —— 各适量

搭配蔬菜（红叶生菜、小西红柿） —— 适量

1. 将胡萝卜、莲藕、香菇切碎后煮熟，出锅前加入菠菜碎，一同捞进滤筛放温，挤干水分。

2. 将碎肉放入碗中，擦入土豆，添入煮好的蔬菜，磕个鸡蛋，撒上盐、胡椒粉。用手均匀拌好后，团成8等份的肉饼。

3. 平底锅倒油，摆入肉饼，用偏强的中火将一面煎至上色后，翻个儿，盖上锅盖转小火煎10分钟左右，确保肉饼熟透。最后淋上番茄酱、中浓沙司。尝一下味道，若感觉味道不足可再加点盐，也可根据个人口味撒些胡椒粉。装盘，点缀上红叶生菜和小西红柿。

★当辅食时，从离乳后期开始喂，且只能喂烤肉饼，尽量不要添番茄酱等调味品，但可以搭配勾芡的日式出汁做的沙司。

· 可冷藏2～3日，可冷冻保存。

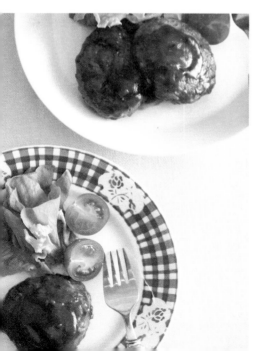

土豆碎的加入使烤肉饼吃起来更香软

满是蔬菜的烤肉饼

MES FAVORIS 'dessert'

志麻赞赏的甜点

酸奶果酱

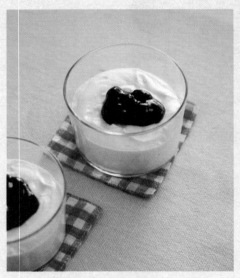

只需一台打蛋器，转瞬就能做好

材料及做法（4人份）

酸奶 —— 400毫升

淡奶油 —— 200毫升

砂糖 —— 1～2大匙

果酱（蓝莓等果肉较多的种类）—— 适量

1. 往淡奶油中加入砂糖，用打蛋器搅拌至奶油呈直立状态（**A**）。

2. 加入酸奶快速搅拌，放入杯子中冷却，食用时点缀上果酱。

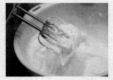

奶油需要打发至如图状态。

A

· 可冷藏到第二天

★当辅食时，要等到宝宝可以吃淡奶油后才能喂。

保证让爱饿的三兄妹
满意的10道料理

资料

妈妈：T·I（38岁）
职业：自由宣传人员
家庭成员：爸爸（50岁）、妈妈、大儿子（12岁）、小儿子（8岁）、女儿（3岁）

PART 4

'I' FAMILY

"三兄妹胃口极好，消化也快，每天总喊饿。食欲旺盛是好事，但我不想用甜点打发他们填饱肚子。"

比起甜点，我觉得不如做些健康营养的轻食。哪怕妈妈们平时抽不出时间做甜点，若是准备轻食的话，想到它也能充当晚餐餐桌上的一道料理或大人的下酒菜时，可能就会充满动力。而且，孩子对咸味食物的喜爱好像要超过甜点，那轻食是不是一举两得呢？

如果孩子食欲旺盛，那么妈妈们可以做些能夹很多食材的三明治。妈妈们可以灵活利用前天晚上做饭的空隙做好夹在三明治里的东西，另外，像面包、沙拉的话，立马就能准备好。三明治做法简单，上小学的孩子也能自己动手做。比如法式三明治，只需用方形面包片夹上火腿、奶酪后，放平底锅煎一下，法国人常吃这种简餐。

法式咸派、意大利面也是不错的选择。也许，妈妈们会烦恼意大利

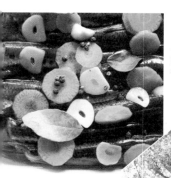

'I' FAMILY

"哥哥，待会儿一起去外面玩吧？——等吃完甜点以后哦！"

沙丁鱼用盐、蒜、胡萝卜、橄榄油腌制后，小火慢煎，自制"油渍沙丁鱼"就做好啦！

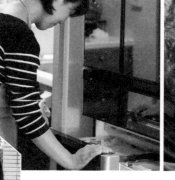

储备满满的冰箱，能满足一家五口人爱吃的需求。

『有没有营养均衡的加餐料理呢？』

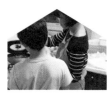

就做一些晚餐、加餐时都能吃的健康料理吧！

面或法式咸派中应该放哪种沙司，其实并没有严格的规定，什么沙司都可以。将大蒜、洋葱炒过后再放些西红柿，意大利面的味道会很不错。比如，油渍沙丁鱼＆意大利面（**P.82**），还可以拿来丰富晚上的餐桌。前一天的炖煮料理也能当沙司掺着吃，只要妈妈们觉得它和意面拌在一起很好吃就ok。

这些为孩子准备的轻食也很适合做大人的下酒菜。晚上待孩子睡下后，夫妇二人边喝边聊，再有美味下酒菜佐伴的话，妈妈们自然就能获得下次好好准备加餐的动力。

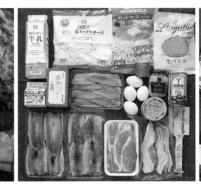
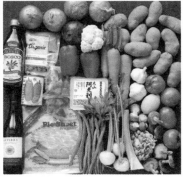
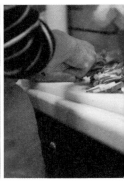

用竹荚鱼、沙丁鱼、墨鱼等物美价廉的海鲜，也能做出美味的加餐和豪华的料理。

71

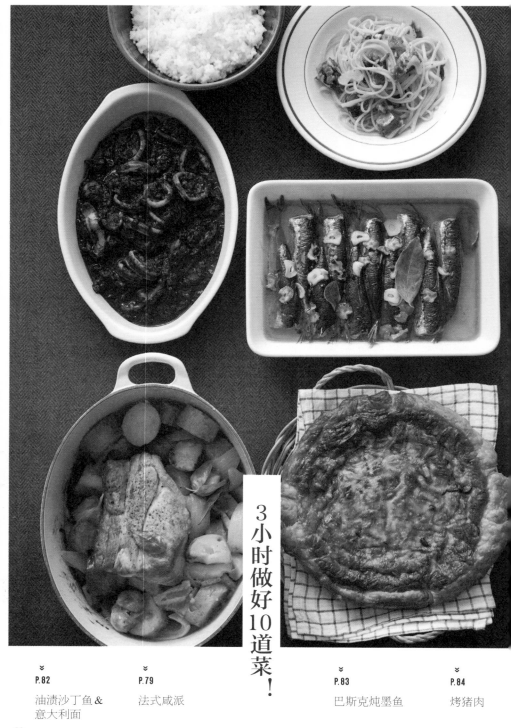

3小时做好10道菜!

P.82

油渍沙丁鱼&
意大利面

P.79

法式咸派

P.83

巴斯克炖墨鱼

P.84

烤猪肉

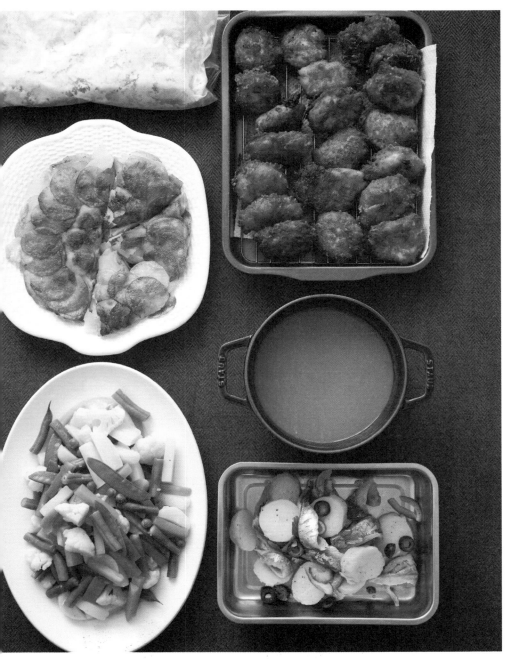

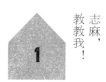

1

专为孩子做的加餐，如果也能顺便拿来当正餐就好了……

担任加餐、正餐"双重角色"的轻食

法式咸派、豆腐"甜甜圈"、土豆薄饼，在肚子感觉小饿时都可以当加餐来吃。豆腐"甜甜圈"放有蔬菜、豆腐，带点轻食的味道，但并非甜点，妈妈们节假日起床晚时可拿来作早午饭，或是当居家办公时的午餐。

制作法式咸派（**P.79**）时，我常放自己最爱吃的蘑菇。做咸派时，我大都会往蛋液里倒些淡奶油，但使用蘑菇时，因为蘑菇自身香气浓郁，所以仅用鸡蛋、牛奶就能足够了。翻炒蘑菇时就要放够盐，蛋液里尽量少放或不放盐，否则会影响口感。往派皮上摆放食材前，先在表面撒些奶酪粉，奶酪融化后可以变身为一面"防渗墙"，能让派皮边缘烤得焦香酥脆。

法式咸派做法简单，我在家经常做，派皮可直接用市面上卖的冷冻派皮。法国人常把咸派当前菜来吃，有时也直接拿来作午餐。咸派里的蔬菜可以选自己喜欢的，关键是要和培根、金枪鱼（罐头）、生火腿等味道较

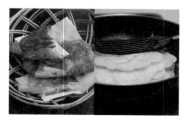

煎土豆片时，用铲子略微按压着，黄油一点点融入，最终定能做出香酥的土豆薄饼。

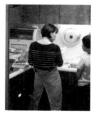

"长大后想做一名料理人！""那从现在起就要好好观察学习～"

重的食材组合搭配，这样做出来的咸派味道会很不错。蔬菜的话，炒熟的洋葱、焯水的菠菜都没问题，西葫芦、芜菁等可以切成块用微波炉烤熟后直接使用。

豆腐"甜甜圈"（**P.87**）是一道咸味点心。我这次用的是常见又便宜的低筋面粉，将它和鸡蛋、豆腐、奶酪混合后，加牛奶冲成合适的浓度，再制成乒乓球大小的丸子，过油炸熟。它是一道创意料理，妈妈们不妨尝试一下。除了鸡蛋、豆腐两种基本食材外，妈妈们可以搭配些金枪鱼（罐头）、橄榄果、盐渍凤尾鱼、奶酪等味道较重的食材，甜甜圈的味道会更好。

土豆薄饼（**P.87**）做法也很简单，就是将土豆片叠放，用黄油煎至酥脆。我常用的"五月皇后"土豆，黏性大且不易软塌，能够煎得外酥里嫩。妈妈们要注意的是，煎烤时，黄油要一点点加进去。土豆薄饼可以当肉、鱼的配菜，还可以在土豆片中间夹些奶酪再煎熟，做成适合大人食用的下酒菜。

没问题！

一起做些顶饿又不甜的营养料理吧！

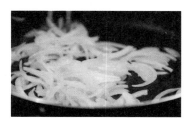

洋葱是做西式浓汤和菜汤的底料，待翻炒出甜丝丝的味道即可！

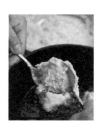

将豆腐"甜甜圈"团成乒乓球大小，更易受热，做可乐饼或肉丸子时也是如此。

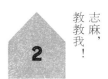

我和先生都喜欢在晚上喝点小酒，想做些适合配酒的主菜或别样小吃，该怎么办？

孩子小的时候，妈妈们也许无法常去外面就餐。不过，随着孩子慢慢长大，妈妈们可以在家里试着做些餐厅风味的料理。孩子和大人吃同样的饭菜时，小小的心灵中就会涌出一股自豪感，说不定还能改掉挑食的坏习惯。这次，我为一家人做了几道色香味俱佳的料理。

其中一道就是巴斯克炖墨鱼（**P.83**），先将墨鱼和西红柿一同炖煮后，再拌上市场上买的墨鱼酱，转眼就成了餐厅料理。当然，墨鱼酱也可用新鲜墨鱼的墨汁来代替。解剖墨鱼时，妈妈们用手指把紧贴内脏的墨袋拉出来，再用刀把墨汁刮净，墨汁有时可能只有一点点。不放墨汁，只拿墨鱼和西红柿一起煮，味道同样也不错。

油渍沙丁鱼（**P.82**）既可当下酒菜，也能做成适合孩子吃的意大利面。

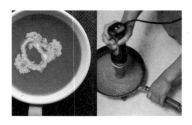

彩椒番茄浓汤，拿搅拌机直接在平底锅里搅拌，再简单加热煮沸，就做好啦！

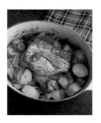

烤猪肉用一口平底锅就能做好，先将肉表面煎上色后，再加入蔬菜微炒，添少量水，盖上锅盖蒸煮即可。

关键是，妈妈们能够享受亲手制作这道料理的乐趣。

　　沙拉也可以做成豪华版。柠檬汁腌渍的竹荚鱼，配上土豆沙拉，分量十足。竹荚鱼抹盐放置片刻后，会有腥味的水分流出，用醋将鱼身冲洗干净即可。

没问题！

做一些全家人吃起来都觉奢华满足的大餐吧！

彩椒番茄浓汤

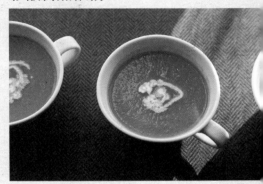

彩椒煮得软软的，甘甜翻倍

材料及做法（4人份）

红彩椒 —— 2个
西红柿 —— 2个
洋葱 —— 1个
牛奶 —— 150～200毫升
西式清汤卤块 —— 1个
淡奶油（根据个人口味）—— 适量
盐、胡椒粉、油 —— 各适量

1. 将彩椒、西红柿切成小块，洋葱切薄片。

2. 平底锅里倒油加热，放入洋葱，撒些盐，用偏弱的中火炒至发软。添入彩椒炒软，再加入西红柿微炒，倒200毫升水，丢入西式清汤卤块，盖上锅盖，用偏弱的中火煮20分钟左右，直至彩椒煮到用手指能戳破的状态。

3. 倒入牛奶，用料理机打至浓稠状。用细网筛过滤一遍，口感更柔滑。再次煮开，尝一下味道，若觉得味道不够可再加点盐，也可以根据个人口味撒些胡椒粉。盛入容器中，根据自己的口味可淋上一圈淡奶油。

·可冷藏2～3日，可冷冻保存。

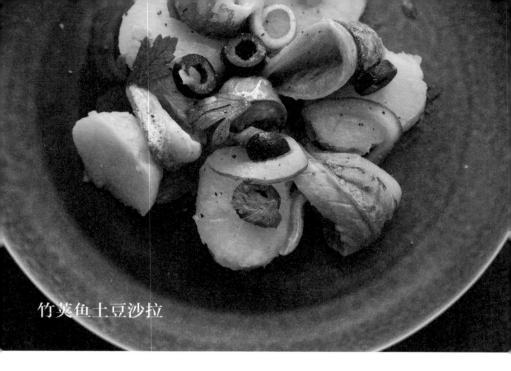

竹荚鱼土豆沙拉

口感清爽，堪称大餐

材料及做法（4 人份）

竹荚鱼（刺身用）—— 8 片

醋 —— 适量

土豆 —— 2 个

紫洋葱 —— 1/8 个

黑橄榄果（去核）—— 少量

柠檬 —— 1 个

欧芹 —— 适量

橄榄油 —— 1 大匙

盐、胡椒粉 —— 各适量

1. 给竹荚鱼抹上足量的盐，静置 15 分钟左右（ **A** ）。往碗里倒适量的醋，用其将腌过的竹荚鱼清洗干净，冲掉盐分。淋上半个柠檬的汁，冷藏 20 ～ 30 分钟。

2. 土豆带皮洗净，用保鲜膜包好，放进微波炉里加热变软。600 瓦的微波炉大致烤 5 ～ 6 分钟。中途上下翻动几次，确保均匀受热。揭掉表皮，切成 1 厘米厚的圆块。紫洋葱横着切成薄片。

3. 将土豆、紫洋葱、橄榄果圆片、剩余半个柠檬的汁、橄榄油一同放入碗中，撒上盐、胡椒粉，大致拌匀。

4. 将竹荚鱼和步骤 3 中的食材盛入盘中，点缀上欧芹。最后淋上一圈橄榄油（分量外）。

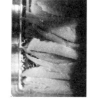

竹荚鱼用盐腌制片刻后会有水分渗出，腥味会一同流出。

A

· 建议当天吃完

材料及做法（直径20厘米的派皮）

冷冻派皮（20×20厘米）—— 2个
洋葱 —— 1/2个
香菇 —— 1盒（4～6个）
洋菇 —— 1盒（6～8个）
姬菇 —— 1盒（约100克）
培根（成片）—— 2～3个
鸡蛋 —— 3个
牛奶 —— 250毫升
烤比萨用奶酪碎 —— 1小撮
奶酪粉 —— 适量
盐、胡椒粉、油 —— 各适量

1. 将洋葱、香菇、洋菇均切成薄片，姬菇适当分朵，培根切为细条状。提前将派皮移至冷藏室或常温下进行半解冻。

2. 平底锅中加油，放入洋葱，撒些盐，用偏弱的中火炒至发软。加入蘑菇翻炒，最后放培根，再用盐、胡椒粉充分调味。炒好后盛出，自然放凉。

3. 将牛奶倒入碗中，磕入鸡蛋，充分搅拌，撒些盐、胡椒粉。

4. 将2个派皮合在一起，延展成略大于模具的尺寸，均匀铺进模具，撒少许奶酪粉。放入步骤2中的食材，再倒入步骤3中的蛋液，最后撒上烤比萨用的奶酪碎。超出模具边缘的派皮，用手匀分到附近的边缘派皮里。用预热200度的烤箱烘烤30～40分钟左右。

· 可冷藏2～3日，也可冷冻。

不用淡奶油，味道也醇厚香浓，
秘诀就是蘑菇的鲜味

法式咸派

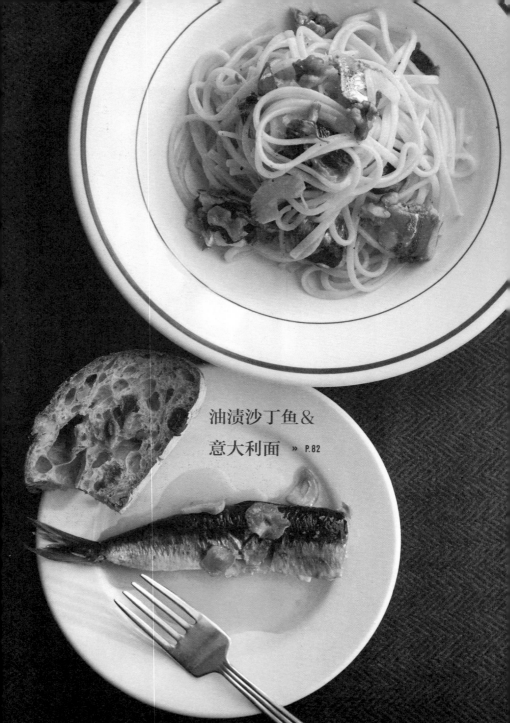

油渍沙丁鱼&

意大利面 » P.82

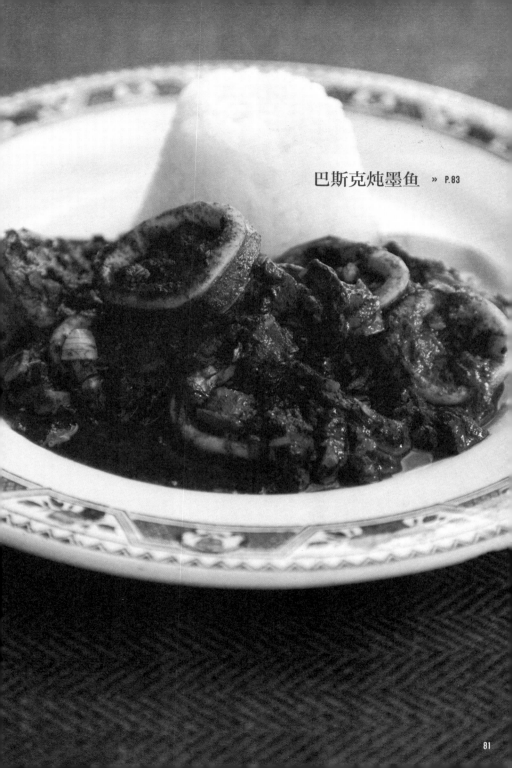

巴斯克炖墨鱼 » P.83

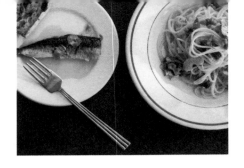

油渍沙丁鱼&意大利面

油渍沙丁鱼除了当下酒菜，还能做成意面

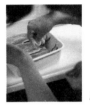
沙丁鱼两面均抹上足够的盐以去除腥臭味。

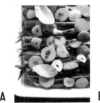
胡椒粒适合长时间腌渍使用，更能有效入味。

材料及做法（容易操作的分量）

油渍沙丁鱼

沙丁鱼干 —— 12条
胡萝卜 —— 1/2根
蒜瓣 —— 1个
橄榄油 —— 适量
月桂叶 —— 2~3片
盐、黑胡椒粒 —— 各适量

意大利面（1人份）

意大利面（各种类型均可）—— 80克
做好的油渍沙丁鱼 —— 3条
芹菜 —— 1/2根
蒜瓣 —— 1个
核桃仁（有的话）—— 适量
欧芹（有的话）—— 适量
橄榄油 —— 1大匙
盐、胡椒粉 —— 各适量

意大利面

1. 将做好的沙丁鱼分解成小块，在意鱼刺的话就提前剔干净。将芹菜切成薄片，蒜瓣一分为二，核桃仁切碎。

2. 煮意大利面。1升水对应添加2/3大匙的盐，只要觉得面汁可以喝即可。

3. 往平底锅里倒入橄榄油，用小火炒蒜，炒出香味后，加入核桃仁继续炒。然后放入芹菜及2大匙面汁，最后放煮好的意面、沙丁鱼块，拌匀。尝一下味道，若感觉味道不足可再加点盐，也可以根据个人口味撒些胡椒粉。盛盘，撒上欧芹碎点缀。

油渍沙丁鱼

1. 用足量的盐将沙丁鱼腌制20~30分钟（**A**）。将胡萝卜切成薄薄的圆片，蒜瓣也切成薄片。

2. 将从沙丁鱼里渗出的水分用厨房纸巾擦干净，摆入耐热器皿。撒上胡萝卜、蒜片，倒入足量橄榄油，撒上黑胡椒粒和月桂叶（**B**）。

3. 用预热120度的烤箱烘烤1小时。

· 可冷藏保存1周

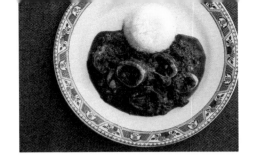

巴斯克炖墨鱼

炖煮海鲜配上米饭，满满的"巴斯克风"，做这道菜时用墨鱼汁更省事

材料及做法（4 人份）

墨鱼 —— 4 只
墨鱼酱（市售或墨鱼自带的墨汁）—— 8 克
洋葱 —— 1 个
蒜瓣 —— 1 个
芹菜叶（有的话）—— 适量
大米 —— 180 克
白葡萄酒（日本酒也可）—— 100 毫升
番茄罐头 —— 1 罐（400 克）
西式清汤卤块 —— 1 个
月桂叶 —— 1 片
盐、胡椒粉 —— 各适量
橄榄油 —— 适量

1. 将洋葱、蒜瓣、芹菜叶切碎。将墨鱼的触手与主干分开，从触手里取出内脏，把主干切成 1 厘米宽的圈状，触手切成适合食用的大小。

2. 往大米中倒入足量的热水，煮至发软，需 12～15 分钟（**A**），煮熟后捞出沥水。

3. 平底锅里倒橄榄油，放入蒜瓣、洋葱，撒少许盐，用偏弱的中火炒至发软。添入芹菜叶、墨鱼，转大火翻炒。待墨鱼变色后，倒入白葡萄酒、番茄罐头、100 毫升水，放入西式清汤卤块、月桂叶，盖上锅盖，煮约 10 分钟。快做好时，将墨鱼酱倒进去充分混合，再次煮开。尝一下味道，若感觉味道不足可再加点盐，也可根据个人口味撒些胡椒粉，盛盘。

小贴士 使用生墨鱼的墨汁时，需要将墨袋从内脏里小心取出，然后用刀一点点把墨汁刮下来。

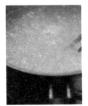

大米用大锅热水煮。

A

· 可冷藏 2～3 日，也可冷冻。

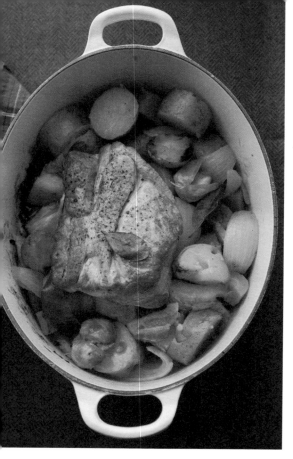

材料及做法（容易操作的分量）

猪肩里脊肉（块状）—— 600克

土豆 —— 3～4个

洋葱 —— 1个

胡萝卜 —— 1根

大蒜 —— 1头

培根（厚片）—— 100克

芥末酱 —— 1大匙

月桂叶 —— 2～3片

盐、胡椒粉 —— 各适量

油 —— 适量

1. 土豆洗净，连皮一起切成厚实的圆块。洋葱切成较大的弧形，胡萝卜切成半月形的厚块，大蒜分瓣（不去皮），培根切条。

2. 给猪肉表面抹上足量的盐、胡椒粉。锅中倒油，开大火，油热后放入猪肉，将所有表面煎成漂亮的金黄色，取出。

3. 煎肉的油锅不用清洗，将所有蔬菜及蒜瓣放进去轻炒（**A**），倒入100毫升水，融入芥末酱，把猪肉放回锅中。加入培根、月桂叶，盖上锅盖，用偏弱的中火蒸煮40分钟左右。中途将猪肉翻2～3次，确保均匀受热。蔬菜也要勤翻。

4. 将肉切成2～3厘米宽，摆盘，配上蔬菜。

锅底残留的肉汁可以很好地给蔬菜提味。

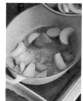

A

· 可冷藏2～3日，除土豆外，其他都可冷冻。

只需一口锅就能做出香喷喷的烤猪肉！
芥末酱＋猪肉＝风味浓郁

烤猪肉

材料及做法（4人份）

胡萝卜 —— 1/2根
菜花 —— 1/4个
土豆 —— 2个
芸豆 —— 8根
芜菁 —— 1个
荷兰豆 —— 10根
熟豌豆 —— 1罐（85克）
洋葱 —— 1/8个
黄油 —— 20克
盐、胡椒粉 —— 各适量

1. 将胡萝卜、土豆切成条状，菜花分成小朵，芜菁切成一口大小的弧形，芸豆切成2～3段，荷兰豆去蒂去筋。

2. 锅中添入大量水煮沸，按从硬到软的顺序，将胡萝卜、菜花、土豆、芸豆、芜菁、荷兰豆、豌豆依次放进去煮熟（**A**），最后一同捞进滤筛沥干。

3. 锅中留100毫升汤汁，放入黄油与洋葱，撒少许盐、胡椒粉。将其他蔬菜放回锅中，转大火，拌裹均匀。

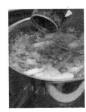

蔬菜依次放入同一口锅中煮熟，罐头里的豌豆已加工成即食状态，入水后立刻捞出即可。汤汁随后要做沙司，请注意不要全部倒掉。
A

小贴士 蔬菜在步骤3中的要再次回锅加热，水煮时尽量避免煮过。

· 可冷藏2～3天

往汤汁里放入黄油，
即可变为香浓沙司

黄油煮春蔬

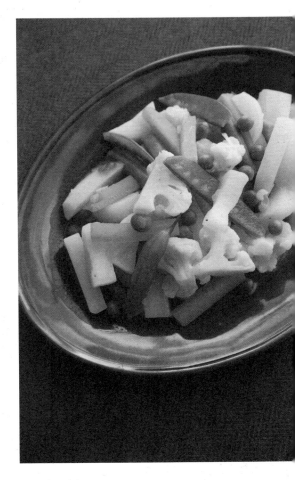

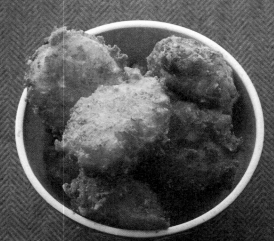

豆腐"甜甜圈"

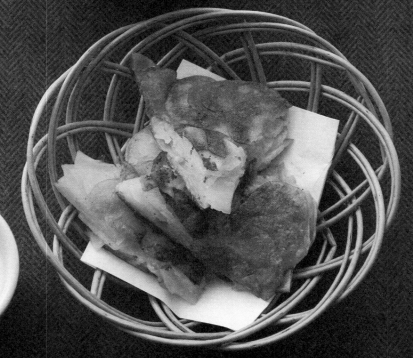

土豆薄饼

豆腐"甜甜圈"

加入嫩豆腐，口感绵软，"甜甜圈"不甜，营养加餐

材料及做法（约20个）

低筋面粉 —— 200克
嫩豆腐 —— 200克
鸡蛋 —— 1个
牛奶 —— 50毫升
烤比萨用奶酪碎 —— 150克
油 —— 适量

1. 将豆腐放入碗中，用打蛋器彻底打碎，磕入鸡蛋，拌匀。把面粉、牛奶、奶酪放进去，充分搅拌。

2. 往平底锅里倒入深约3厘米的油，开火，油温上升前，舀一些豆腐糊丢进去，浮起后便可开炸。豆腐糊每次用勺子舀成乒乓球大小，小火慢炸（**A**），待表面整体炸至酥黄后即可出锅。

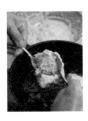

豆腐糊极易炸焦，入油锅后记得转小火。

A

小贴士 如果想让口感更丰富，可以掺些金枪鱼（罐头）或橄榄果等味道较重的食材。

· 建议当天吃完

土豆薄饼

食材不过两样，吃完唇齿留香

材料及做法（直径18厘米的平底锅）

土豆 —— 4～5个
盐 —— 1小撮
黄油 —— 50克

1. 将土豆切成薄片（推荐用擦片器），撒上盐。平底锅里先放入半份黄油，开小火融化，重叠着摆入土豆片。

2. 煎烤时，火候以黄油连续冒小泡为宜。途中需用锅铲按压土豆片，确保均匀上色。待周边烤出金黄色泽后，借助圆盘将土豆饼翻过来，将剩下的黄油分2～3次添进去，用偏弱的中火把另一面煎熟。待整体烤到焦黄状态后，即可出锅。

· 建议当天吃完

草莓冰激凌

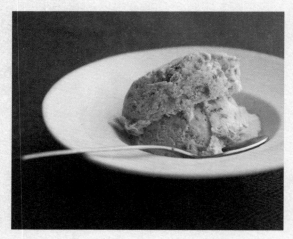

冷冻能省去中途搅拌的麻烦，打发蛋白让口感更柔滑

材料及做法（容易操作的分量）

草莓（冷冻或新鲜均可）—— 20颗左右
淡奶油 —— 100毫升
蛋清 —— 1个
砂糖 —— 50克

1. 将草莓弄碎。冷冻草莓需要提前放在常温下半解冻。草莓不用太碎，保留些颗粒口感会更好。

2. 将淡奶油打发至直立状态。将蛋清放入碗中打发，中途加入砂糖，同样打发至直立状态（**A**）。

3. 往草莓里倒入淡奶油，加入打好的蛋白，大致拌匀。装入密封袋，放在冷冻室凝固。

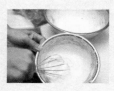

往蛋清中倒入砂糖后，充分打发。

A

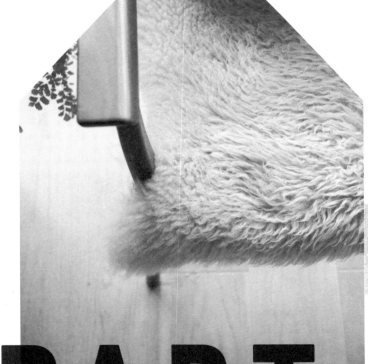

夜晚9点过后也能放心
吃的10道健康料理

妈妈：K·S（42岁）

职业：银行工作人员

家庭成员：爸爸（46岁）、

妈妈、女儿（11岁）

PART 5

'S' FAMILY

"女儿每逢放学后去补习班时，当天晚饭就会吃得晚，而且吃完不一会儿就要休息，我想给她做一些既容易消化又能吃得满意的料理。"

家有孩子要上补习班或有学生要学习用功到深夜，父母想为孩子鼓劲加油时，常会请我做一顿好消化的晚餐。

我这次做的两道炖煮料理，既富含优质蛋白，又放有大量蔬菜，营养均衡，非常适合成长期的孩子以及随着年龄渐长开始重视健康的父母食用。其中一道炖煮料理是土豆炖猪肉。猪肉是人体易吸收的优质蛋白源，富含丰富的维生素B1、B2，还具有促进新陈代谢、抗氧化等作用。它与蒸熟土豆搭配的话，顾客食用时，即使不吃米饭也会有饱腹感，也可以用土豆块蘸着汤汁吃。土豆的热量比米饭少了一半，富含帮助人体新陈代谢的维生素，很受顾客的欢迎。

我在处理土豆时，为不让美味流失，习惯用微波炉将土豆囫囵个儿加热。具体做法就是，将土豆带皮洗净，用保鲜膜裹起来，放进微波炉里加

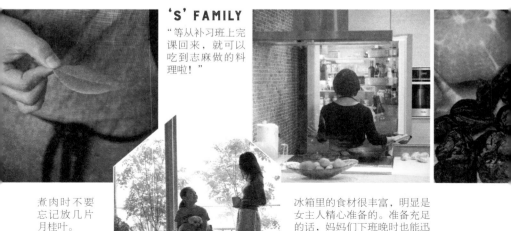

'S' FAMILY

"等从补习班上完课回来，就可以吃到志麻做的料理啦！"

煮肉时不要忘记放几片月桂叶。

冰箱里的食材很丰富，明显是女主人精心准备的。准备充足的话，妈妈们下班晚时也能迅速做出美味料理。

『工作时间不规律，经常出差，总拿咖喱饭来凑合，但已经吃腻了，真想多学几道常备菜！』

做一些养胃又好吃的料理吧！

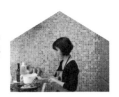

热，中途勤翻几次，确保内部也熟透。

另一道炖煮料理是羊肉古斯米（**P.101**）。羊肉含有多种营养元素，像人体所需的氨基酸，和常见于沙丁鱼、青花鱼、秋刀鱼等青鱼中的不饱和脂肪酸，以及能够促进脂肪燃烧的成分，是种有利于健康的肉。近几年，超市里也开始卖起了羊肉（日本大多数地区没有吃羊肉的习惯），有机会的话，请妈妈们试着做一下！

无论是土豆炖猪肉还是羊肉浓汤配古斯米，都可以做常备菜，想吃时回温加热即可，美味并不会减分。职场妈妈们不妨把它们添加到"擅长料理"名单里吧！

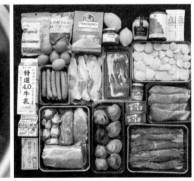
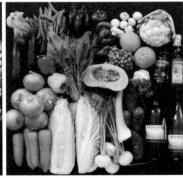
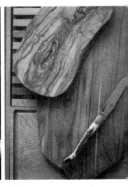

羊肉比以前更容易买到，炖煮后味道很鲜！

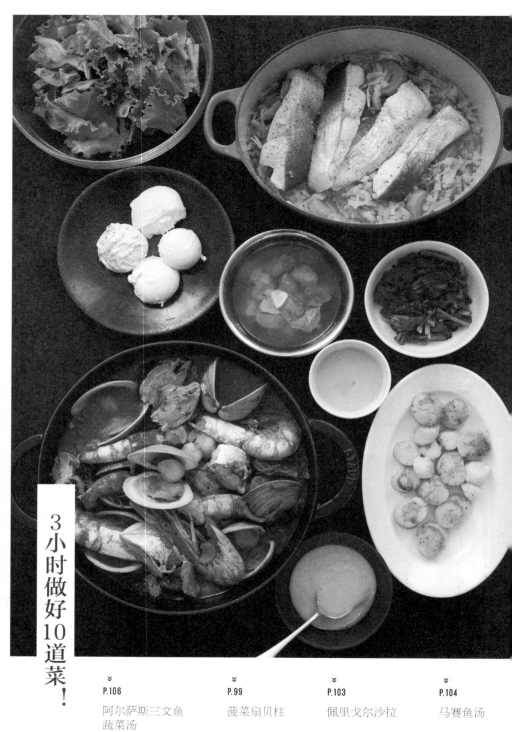

P.106

阿尔萨斯三文鱼
蔬菜汤

P.99

菠菜扇贝柱

P.103

佩里戈尔沙拉

P.104

马赛鱼汤

3小时做好10道菜！

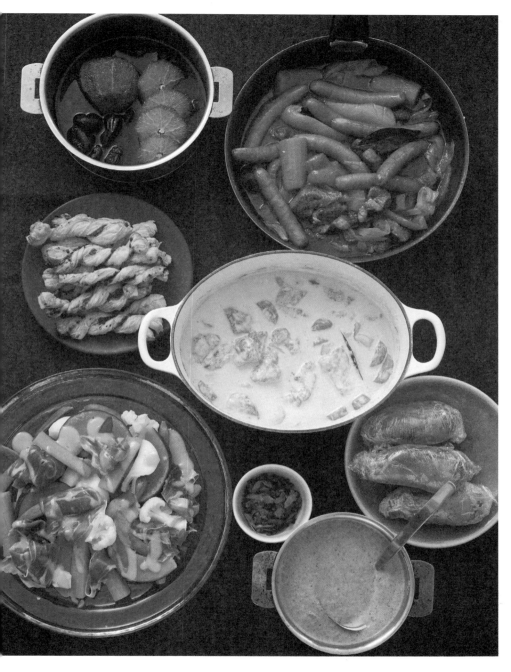

回家晚时，为省事总爱做一锅炖，但食材就那些，怎么组合才好呢?

海鲜类锅料理

日本的锅料理中常会放很多食材，营养均衡，容易消化，准备也简单，是繁忙家庭餐桌上的"常备菜"。这次我就介绍两道特意使用海鲜的锅料理，保证妈妈们在晚饭稍迟时也能吃得尽兴。

一道是阿尔萨斯三文鱼蔬菜汤(**P.106**)。妈妈们可以先在水中放入西式清汤卤块，再放入蔬菜，煮至发软后放入鱼肉，最后淋上葡萄醋。白菜需提前用盐揉掉青味后再放入水中煮，注意分量会减少。这道菜清爽可口，让人胃口大好。

另一道就是马赛鱼汤(**P.104**)。用海鲜提取出汁比较奢侈，想从头去做又比较费事，直接用青花鱼罐头"助力"的话，妈妈们三两下就能做出好喝的汤! 提取上等的出汁时，可以用花蛤、虾、墨鱼，但使用青花鱼、鲥鱼等有独特风味的鱼肉等，也能做出味道醇厚的出汁。

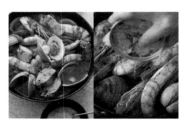

青花鱼罐头能为马赛鱼汤提供一份美味汤底。

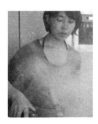

锅底残留肉汁时，倒些白葡萄酒将肉汁刮下来，一并做成沙司!

轻松享受家庭聚餐

法国人家庭聚餐时，氛围非常轻松欢乐。比起去外面吃饭，他们似乎更喜欢在家里招待客人，彼此都不用在意时间，能够在细细品尝美食的同时开怀畅聊。

前菜、主菜等都没有特别豪华的东西，大都立马就能端上桌，前菜多是奶酪、橄榄果等简单的食物。料理方法也都是以简单的炖煮、烘烤为主。聚餐时，热火朝天的闲聊往往能持续到夜里10点或11点左右，结束后大家都会主动帮忙收拾，所以主人并不会太累。聚会进入高潮时，客人还会自告奋勇地下厨："我来露一手，做做慕斯！"

回想到过去的经历，这次我特意做了凤尾鱼橄榄派（**P.105**）、佩里戈尔沙拉（**P.103**），还有一道"糖煮李橙"（**P.108**）甜点。

我就介绍一些法国人家里常做、吃起来暖心暖胃的锅料理吧！

没问题！

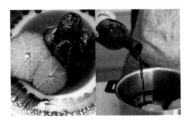

新鲜水果配干果，用红葡萄酒炖煮后，做成糖煮水果。

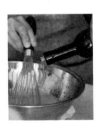

兑制调味汁时，先将醋、盐、胡椒粉充分拌匀，然后倒油。

我喜欢邀请朋友、同事来家里聚餐，想做些别样的饭菜招待大家，有什么好主意吗？

凤尾鱼橄榄派，就是将凤尾鱼、橄榄果和大蒜切碎后，合在一起拌成糊状，夹在派皮里，扭成麻花状，再用烤箱烘烤即可。

佩里戈尔沙拉，就是在蔬菜沙拉中加入温泉蛋、油封鸭肝。油封鸭肝只需用油煮，做法简单，也很显分量。油封鸭肝比较耐放，多做一些保存起来，可以当下酒菜，也能和蔬菜一起炒着吃。另外，油封用的油往往会残留食材的风味，我一般会滤净后储藏起来，用来炒菜。

糖煮李橙只需用红葡萄酒和砂糖炖煮。橙子整个煮的话，不但能保持水果的新鲜，切片后色泽分明，精致悦目，很受孩子们的喜爱。妈妈们可以尝试用葡萄或苹果制作，也能做出相似的风味。

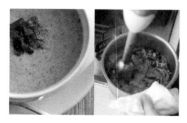

将蘑菇充分翻炒后打成糊状，配上煎得香脆的培根，口感更丰富。

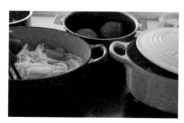

炖煮、蒸煮、甜点，同步进行。

炖煮料理或蔬菜沙拉都适合自行盛取，非常适合轻松的聚餐场合。请大家好好享受聚餐时光吧！

松享用的甜点吧！

心，在聚会时也能轻

我就介绍几种吃着开

没问题！

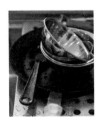

在做饭的空当及时清洗用过的厨具。

蘑菇培根浓汤

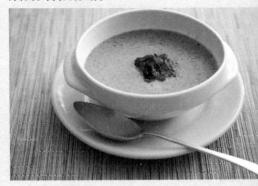

自由搭配喜欢的菇类，打造浓醇的味道

材料及做法（4人份）

洋葱 —— 1/2个
姬菇 —— 1盒（约100克）
香菇 —— 5～6个
洋菇 —— 5～6个
培根（成片）—— 4片
西式清汤卤块 —— 1个
牛奶 —— 300毫升
盐、胡椒粉 —— 各适量
油 —— 适量

1. 将洋葱切薄片，菇类切成适当大小。平底锅里倒油，放入洋葱，撒少量盐，用偏弱的中火炒至发软，然后加入菇类翻炒。

2. 倒入正好没过食材的水，丢入西式清汤卤块，煮至水分减半。倒入牛奶，用料理机打至浓稠状。煮开，尝一下味道，若感觉味道不足可再加点盐。

3. 将培根切成细条，煎至外焦里嫩。将汤盛入碗中，撒上培根条，根据个人口味可适当添加胡椒粉。

·可冷藏2～3日，也可冷冻。

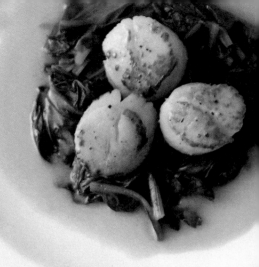

菠菜扇贝柱

土豆炖猪肉

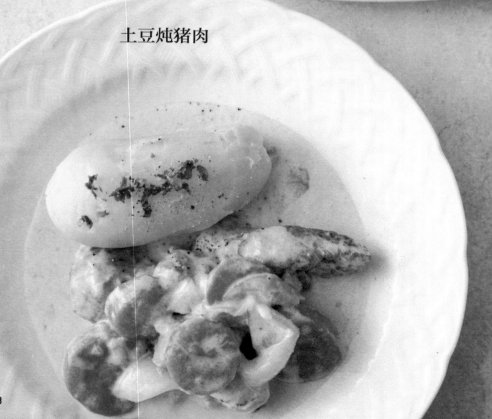

菠菜扇贝柱

白葡萄酒是法国家庭常用酒，和海鲜很搭

材料及做法（4人份）

扇贝柱（冷冻或生鲜）—— 12个
菠菜 —— 大棵10根左右
洋葱 —— 1/4个
白葡萄酒 —— 200毫升
黄油 —— 100克
柠檬 —— 1/2个
油、盐、胡椒粉 —— 各适量

1. 若使用冷冻扇贝柱，提前移入冷藏室自然解冻。菠菜焯水，切成长段，挤掉水分。

2. 制作沙司。将切成薄片的洋葱放入锅中，撒1小撮盐，倒入白葡萄酒，开火煮剩到1/3的量。用滤筛捞出洋葱，将汤汁倒回锅中，融入黄油，勤搅动（**A**）。关火，淋入柠檬汁。尝一下味道，若感觉味道不足可再加点盐，也可以根据个人口味撒些胡椒粉。

3. 将扇贝柱上多余的水分用厨房纸巾擦干，撒上盐、胡椒粉，放入烧有热油的平底锅，大火将两面煎至上色。菠菜装盘，放上扇贝柱，最后淋上汤。

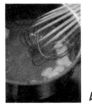

火太大的话，扇贝柱会散开，需要注意。

· 建议当天吃完

土豆炖猪肉

用蒸熟的土豆代替米饭，蘸着沙司享用

材料及做法（4人份）

猪肩肉（块状）—— 500克　　淡奶油 —— 200毫升
土豆 —— 4个　　　　　　　面粉 —— 适量
洋葱 —— 1个　　　　　　　欧芹 —— 适量
胡萝卜 —— 1～1.5根　　　 油、盐、胡椒粉
白葡萄酒 —— 100毫升　　　 —— 各适量
西式清汤卤块 —— 1个
月桂叶 —— 1片

1. 将猪肉切成一口大小。洋葱切弧形，胡萝卜切成1厘米厚的圆片。

2. 给猪肉表面均匀拍上盐、胡椒粉，再抹上一层面粉。平底锅倒油烧热，用大火将猪肉所有表面煎成焦黄色，盛出。将平底锅中多余的油脂擦净，倒入白葡萄酒，开大火，将锅底粘留的肉汁铲下来，融进汤里。

3. 将洋葱、胡萝卜添入放肉的锅中，倒入步骤2中的汤汁，再加入充分没过肉块的水。大火煮沸，撇去浮沫，放入西式清汤卤块、月桂叶，盖上锅盖（留一点缝隙），转中火煮约30分钟，直至汤汁减少到1/3的量（**A**）。

4. 倒入淡奶油。尝一下味道，若感觉味道不足可再加点盐，也可根据个人口味撒些胡椒粉，再次煮开。土豆带皮洗净，用保鲜膜裹好，放进微波炉里烤熟。600瓦功率的烤箱需要8分钟左右。中途上下翻动几次，均匀受热。揭掉土豆皮，和炖猪肉一起装盘，撒上欧芹碎点缀。

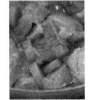

中途勤翻搅，收汁如图中状态。

· 可冷藏2～3日，也可冷冻。

材料及做法（4人份）

胡萝卜 —— 1/2根

菜花 —— 1/2个

芜菁 —— 1～2个

贝贝南瓜 —— 1/4个（小圆南瓜）

荷兰豆 —— 10个

生火腿 —— 适量

调味汁（容易操作的分量）

醋 —— 2大匙

芥末酱（无颗粒）—— 1大匙

盐、胡椒粉 —— 各少许

油 —— 6大匙

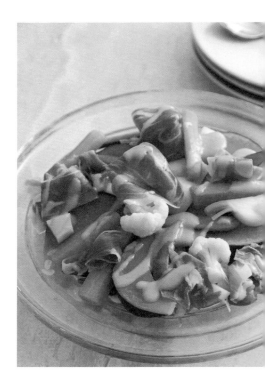

1. 将胡萝卜切成较粗的条状，菜花分为小朵，芜菁切成弧形，南瓜切薄片，荷兰豆去蒂去筋。

2. 往锅中倒入大量水煮沸，从较硬的蔬菜开始，依次放入胡萝卜、菜花、芜菁、南瓜、荷兰豆，煮熟后一并捞入滤筛，沥净水分。

3. 制作调味汁。将醋、芥末酱、盐、胡椒粉一同放入碗中，搅至盐粒溶解后，再倒入油充分拌匀（**A**）。将煮好的蔬菜和生火腿盛盘，淋上适量调味汁。

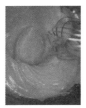

A

待盐粒充分溶解后，再倒油搅拌。

· 可冷藏2～3日

蔬菜由硬到软依次放入，最后同时捞出

生火腿沙拉

1. 将羊肉、蔬菜均切成一口大小。给羊肉撒上盐、胡椒粉，平底锅倒入橄榄油烧热后，放入羊肉，大火将羊肉表面煎至上色，盛出。将洋葱、胡萝卜倒入煎过肉的平底锅轻炒，加入番茄糊、白葡萄酒，转大火，将锅底粘留的肉汁铲下来融入汤中。

2. 将蔬菜连汤倒入放有羊肉的锅中，添入没过食材的水量。煮沸，撇去浮沫，放入西式清汤卤块，转中火继续炖煮。

3. 待胡萝卜煮软后，添入茄子、西葫芦、彩椒，继续煮，直至食材发软。放入西班牙香肠或小香肠，盖上锅盖，将香

古斯米是粒状意面，适合搭配口味清爽的沙司

羊肉古斯米

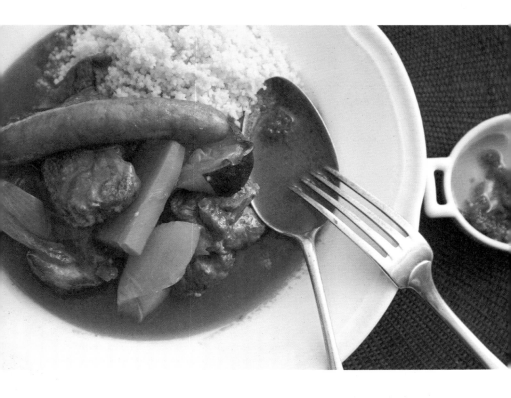

肠彻底加热。尝一下味道，若感觉味道不足可再加点盐，也可根据个人口味撒些胡椒粉。

4. 将速食古斯米放入碗中，倒入等量沸水，撒上1小撮盐，淋上一圈橄榄油，裹上保鲜膜，按照说明静置片刻，让古斯米充分吸水至可食用状态。将古斯米和食材一同装盘，配上哈里萨辣酱。

小贴士 哈里萨辣酱是种香辛调味料，和羊肉比较搭，以辣椒为基础，放有蒜末、孜然、香菜籽等，辣中带有丰富的风味。

· 步骤3中的食材可冷藏2~3日，也可冷冻，步骤4中为现吃现做。

材料及做法（4人份）

羊肉 —— 500~600克
洋葱 —— 1个
胡萝卜 —— 1根
小茄子 —— 2根
西葫芦 —— 1根
红黄彩椒 —— 各1个
西班牙香肠（或小香肠）
—— 8~10根
白葡萄酒（日本酒也可）—— 150毫升
番茄糊 —— 36克
西式清汤卤块 —— 2个
速食古斯米 —— 200克
哈里萨辣酱（有无均可）—— 适量

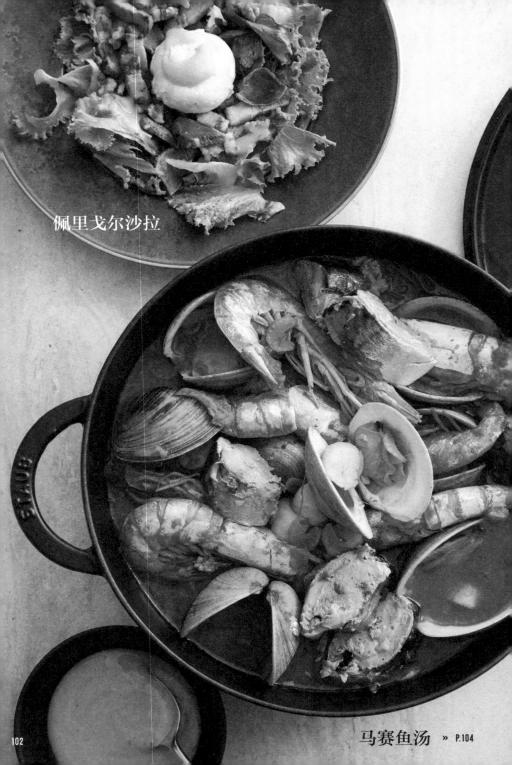

佩里戈尔沙拉

马赛鱼汤　» P.104

佩里戈尔沙拉

用油封鸭肝做佩里戈尔沙拉分量十足，核桃仁也很提味

材料及做法（4人份）

油封鸭肝

| 鸭肝 —— 400克
| 蒜瓣 —— 1个
| 油（色拉油或橄榄油）—— 适量
| 盐、胡椒粉 —— 各适量

温泉蛋

| 鸡蛋 —— 4个
| 盐 —— 1小撮
| 醋 —— 2～3大匙

沙拉用蔬（生菜、红叶生菜等）各适量

| 培根（厚片）—— 150克
| 核桃仁 —— 1小撮

调味汁

| 醋 —— 1大匙
| 芥末酱 —— 1/2大匙
| 盐、胡椒粉 —— 各少许
| 橄榄油 —— 3大匙

1. 制作油封鸭肝。先将鸭肝中发白的部分剔掉，撒上1/2小匙盐及适量胡椒粉。蒜瓣切片，和鸭肝混在一起静置30分钟（**A**）。然后放入锅中，倒入没过食材的油，用大火煮沸后，转小火继续煮15分钟（**B**），自然冷却。

2. 4个温泉蛋均按照**P.45**的方法制作。

3. 将油封鸭肝切成5毫米厚的薄片，和培根条、核桃仁一起放入平底锅，用大火快速炒至上色。制作调味汁。将盐、胡椒粉放入醋中充分搅拌，待盐粒溶解后，加入芥末酱、橄榄油混合均匀。将沙拉用蔬掐成适当大小，铺到盘子中，放上鸭肝、培根、核桃仁，最后放上温泉蛋，淋上适量调味汁。

小贴士 油封用油风味十足，储存起来，制作其他料理时可灵活使用。

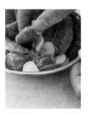 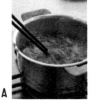

A 将蒜片夹在鸭肝和鸭肝之间，静置片刻。

B 煮的过程中时不时翻动一下。

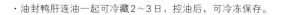

·油封鸭肝连油一起可冷藏2～3日，控油后，可冷冻保存。

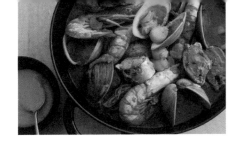

材料及做法（4人份）

整虾 —— 8只
花蛤（大）—— 8个
扇贝（大・生鲜或冷冻均可）—— 8个
洋葱 —— 1/2个
芹菜 —— 1/2根
青花鱼罐头 —— 2罐（380克）
蒜瓣 —— 1个
白葡萄酒 —— 100毫升
番茄罐头 —— 1罐（400克）
橄榄油、盐、胡椒粉 —— 适量

蛋黄酱

生蛋黄 —— 1个
蒜瓣 —— 1个
柠檬汁 —— 1/2个柠檬的分量
盐、胡椒粉 —— 各适量
橄榄油 —— 适量

马赛鱼汤

青花鱼罐头可提取美味的出汁，海鲜类切成大块更显豪奢

1. 若使用冷冻扇贝，提前将扇贝取出解冻。整虾去虾线。花蛤吐沙后搓洗干净。洋葱、芹菜切成薄片。蒜瓣对半切开，用刀拍碎。

2. 平底锅里倒橄榄油，放入蒜瓣，用小火炒出香味，加入洋葱、芹菜，炒至发软。再添入花蛤、虾、白葡萄酒，盖上锅盖，转大火蒸煮。待花蛤张口后，放入扇贝、青花鱼罐头里的汁液、整个番茄罐头，再倒入400毫升水，煮10分钟。尝一下味道，若感觉味道不足可再加点盐，也可根据个人口味撒些胡椒粉。将青花鱼肉分成适宜大小，关火后放入锅中，利用余热加热。

3. 制作蛋黄酱。蒜瓣擦泥，将除橄榄油外的其他材料全都放入碗中混合，然后边搅边慢慢淋入橄榄油。享用时可适当溶进汤里。

· 可冷藏2～3日

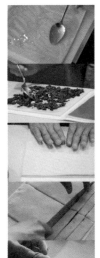

A 给派皮涂上蛋液。

B 抹上凤尾鱼橄榄糊。

C 盖上另一个派皮，轻轻按压。

D 切分成若干份。

E 轻轻拉伸并扭花。

F 摆入烤盘，将两端捏紧，避免起翘后分离。

凤尾鱼橄榄派

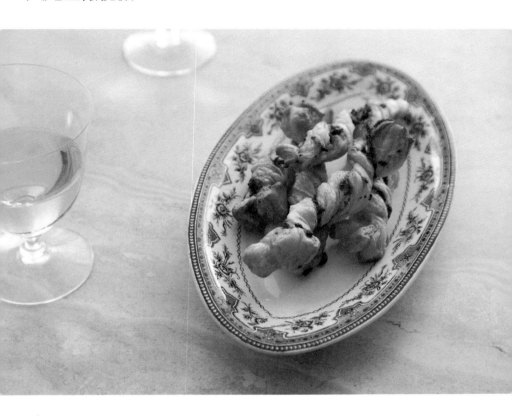

材料及做法（容易操作的分量）

冷冻派皮（20×20厘米）—— 2个

盐渍凤尾鱼 —— 6～7条

黑橄榄果（无核）—— 10个

蒜瓣 —— 1/2个

奶酪粉 —— 1大匙

生蛋黄 —— 1个

· 常温可保存至第二天，卷成麻花状后可冷冻，享
  用时，从冷冻室取出来后可直接用烤箱烘烤。

1. 提前将派皮半解冻。把凤尾鱼、黑橄榄果、蒜瓣混在一起切碎，加撒入奶酪粉，继续碎刀切至糊状。

2. 往蛋黄里加1大匙水，打散拌匀。将一个派皮铺开，涂上蛋液，再抹上步骤1中的食材，盖上另一个派皮，轻轻按压，对半切开，再竖着切成2厘米左右宽，最后将每一份分别扭成麻花状（**A～E，见第104页**）。

3. 用预热180度的烤箱烘烤20～30分钟左右（**F，见第104页**）。

材料及做法（4人份）

白菜 —— 1/2个

三文鱼 —— 4块

洋葱 —— 1个

胡萝卜 —— 1根

培根（成片）—— 5～6片

白葡萄酒 —— 100毫升

白葡萄醋（米醋也可）—— 150毫升

西式清汤卤块 —— 2个

月桂叶 —— 1～2片

盐、胡椒粉 —— 各适量

1. 将白菜横着切成细长条，撒入1小匙盐，用手充分揉拌，静置15分钟左右，挤干水分。洋葱切薄片，胡萝卜切成1～2厘米厚的圆片，培根切细长条。

2. 将步骤1中的白菜、洋葱、胡萝卜、白葡萄酒、白葡萄醋放入锅中，倒入充分没过食材的水，开大火煮至沸腾，撇去浮沫，添入西式清汤卤块及月桂叶，转中火煮，不用盖锅盖。

3. 待胡萝卜煮软且水分熬至一半时，加入培根、提前撒有盐及胡椒粉的三文鱼。盖上锅盖，用中火蒸煮10分钟左右。

小贴士 白葡萄醋可用米醋代替，用米醋时，要减二三成的分量，以免酸味过重。

法国家庭朴素的炖煮料理，
口味清爽的蔬菜搭配三文鱼

阿尔萨斯三文鱼
蔬菜汤

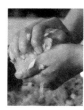

用力挤净白菜水分，能有效去除特殊的青味。

A

· 可冷藏2～3日，蔬菜汤可放在冷藏室保存4～5日，三文鱼在享用时再添入蒸熟即可，可冷冻保存。

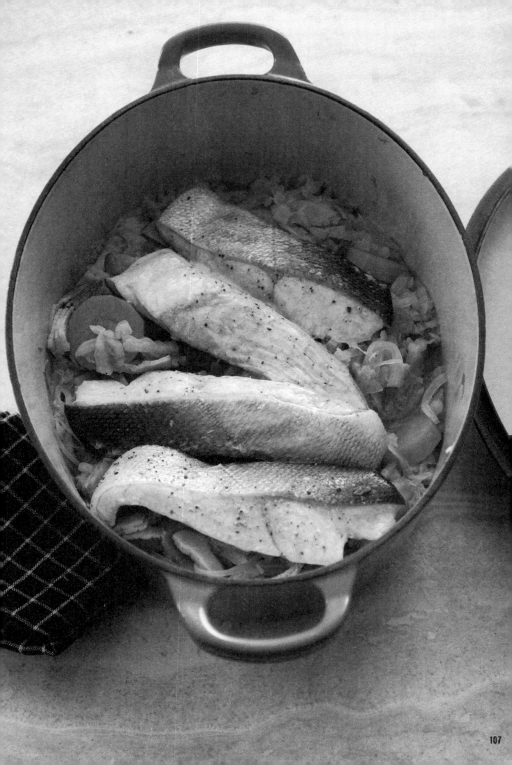

糖煮李橙

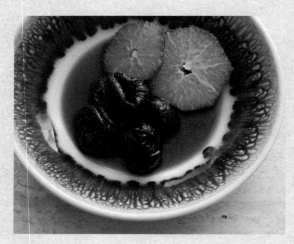

干果的浓郁+生果的新鲜，同时享受

材料及做法（4人份）

干李肉（去核）—— 约16颗
橙子 —— 1~2个
红葡萄酒 —— 500毫升
砂糖 —— 3大匙
肉桂粉（根据个人口味酌情添加）—— 少许

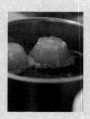

橙肉整个
放进去煮。

A

1. 剥掉橙子皮。将所有材料放入锅中，开火煮（**A**）。中途翻动几次橙子，用小火煮15分钟。

2. 关火，自然放凉，连汤汁一起盛盘。

· 可冷藏2~3日

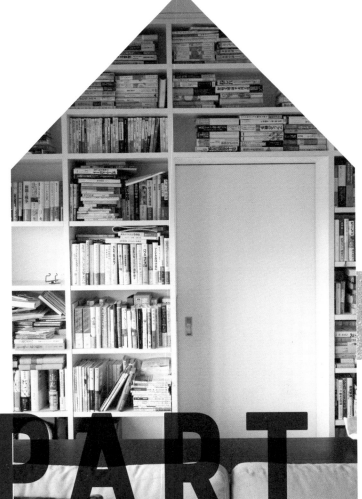

便当配菜也活跃，
简单易做的10道料理！

资料
妈妈：K·H（52岁）
职业：IT企业职员
家庭成员：爸爸（50岁）、
妈妈、女儿（15岁）

PART 6

'H' FAMILY

"每天为上中学的女儿准备便当时，都很发愁，有哪些晚餐能第二天充当便当配菜呢？"

职场妈妈们早上时间有限，若想减轻做便当的负担，那么灵活利用前天的晚餐是个很不错的主意！今天，我就从这个角度出发，试着做了以下几种料理。

炖煮料理油脂少，放凉后味道也不错，与略煮或微炒的食材相比，不容易变质。用好几种蘑菇和番茄炖煮的"希腊风番茄炖蘑菇"（**P.122**），既可以当凉菜吃，也适合做便当。

鸡肉的油脂溶化温度为30度左右，所以即便放凉，吃进嘴里时也会立刻溶开，口感并不差，拿来做便当没有任何问题。椰奶咖喱鸡（**P.119**）中放了多种蔬菜，同时，我考虑到咖喱香气浓郁，特意将味道调得略微中和些。哪怕趁热盛在保温杯里，孩子打开盖子后，咖喱的味道也不会太"张扬"。

斜管面在煮过后，不管放多久，软硬状态也不会发生太大变化，同样

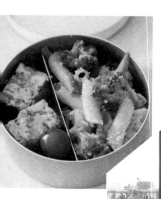

'H' FAMILY
"非常期待明天的便当！"

便当摆装时稍微花点心思，前一天做的副菜也不逊色。

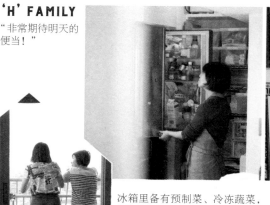

冰箱里备有预制菜、冷冻蔬菜，"储藏"丰富，可以看出来，女主人即便每天都很忙，也不忘考虑家人的健康。

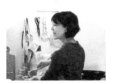

「女儿很喜欢参加社团活动，总容易肚子饿，但似乎又有点担心发胖，不怎么喜欢我做的饭菜……」

就做一些让孩子打开盒盖后"怦然心动"的便当吧！

适合做便当。这次我用它和西蓝花配上面包糠做了一道烤菜。

　　妈妈们若是在便当里再放些甜点的话，孩子应该会很开心。我这次做的苹果蛋糕（**P.126**）是法国布列塔尼半岛地区的一道传统点心。材料好准备，做法也简单，虽然看上去朴素，但是软糯的口感让人回味无穷。

　　孩子上中学后，对料理的色彩和味道的要求可能会变多。我自己也经历过中学时期，可以理解孩子们的心情。他们虽然不会直接向妈妈提什么要求，但心里都一定对便当充满期待。如果这些食谱能够派上用场的话，我也会跟着开心。

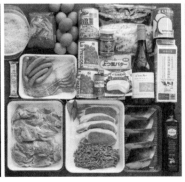
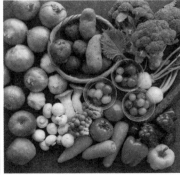

用常见食材就能做出法国家庭料理呢！

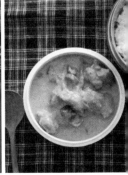

想带咖喱便当的话，推荐香味温和的椰奶咖喱鸡。

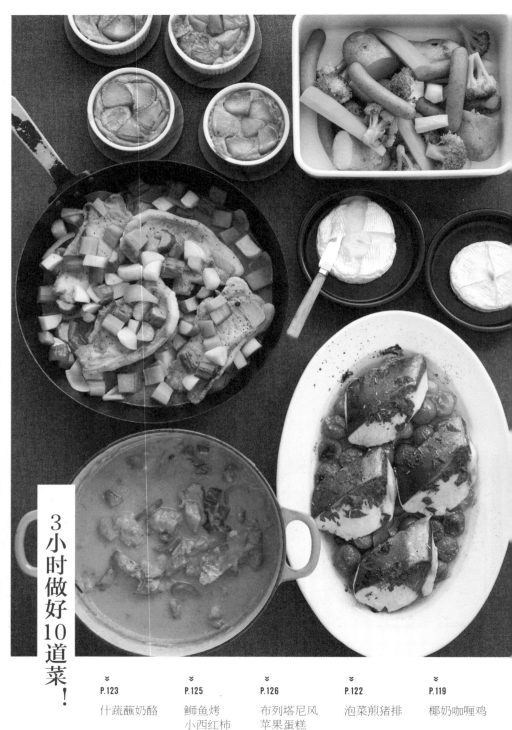

3小时做好10道菜！

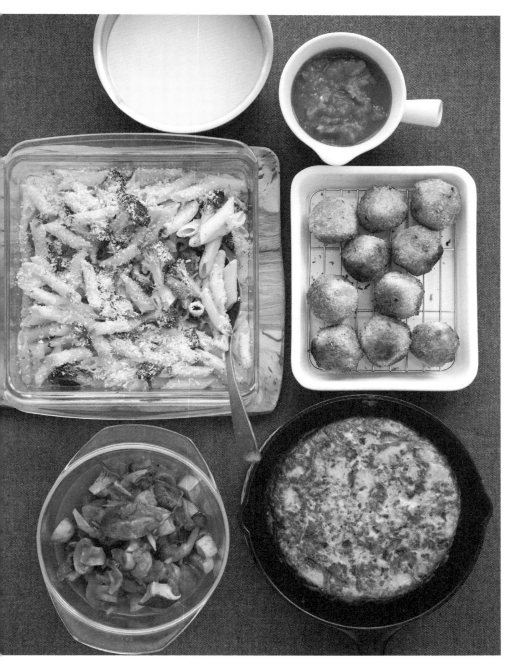

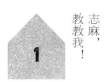

1

如果早上能提前准备些晚餐要用的食材就好了，有没有什么好主意呢？

清晨准备妥当，晚上回家就能轻松做好

鲕鱼烤小西红柿（**P.125**），做法简单，就是将鲕鱼用盐、胡椒粉及青紫苏提前腌入味后，摆在小西红柿上，再用烤箱烘烤。职场妈妈早上准备好鲕鱼，回家后便可直接烘烤。椰奶咖喱鸡也是只需清晨时腌上鸡肉，咖喱饭其实很好做，"咕嘟咕嘟"炖煮30分钟就能出锅。妈妈们做泡菜煎猪排（**P.122**）时，提前切好蔬菜，将其丢进煮开的泡菜汁里，然后关火静置。家人享用时只用把猪肉煎熟，然后将泡菜汁连蔬菜一起倒进煎过肉的平底锅里，微煮收汁，配菜和沙司同时搞定。泡菜可当常备菜，也能装点便当。

大致掌握烤箱火力即可

以我个人的经验来说，似乎大多数日本家庭都不太擅长用烤箱。问起理由，很多人都面露难色："烤箱的温度和时间不怎么好调节……"其实，

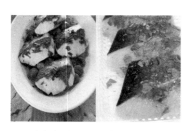

早上准备好食材，下班回家后半小时就能把晚餐端上桌！

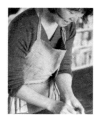

厨房家务需要手脑并用。

使用烤箱烘烤料理时，不用考虑得太细致，多数场合下控制在180～200度就可以。

妈妈们可以先按照食谱里的标准设置好温度、时间。至于具体的用时长短，需要在烤的过程中勤加观察烘烤状态，灵活选择中止或延长。温度高低也要应机而变，感觉料理状态一直没有变化时就适当调高点儿，食材内部还没熟透表面却快要烤焦时就及时调低一些。来回反复观察上数次，慢慢就能掌握料理的温度和时间。

像奶汁烤菜，如果食材已经热透而只需把表面烤出金黄色泽时，妈妈们可以把烤箱调到最高温度（230～250度），烤5～10分钟，等到上色后即可取出。妈妈们如果善于利用烤箱，料理天地就会拓展，做起饭来也更轻松。

提前腌制调味，或事先准备配菜，都能让晚餐制作更显从容。

没问题！

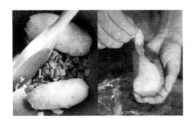

土豆用微波炉整个烤熟后再去皮，做法简单。

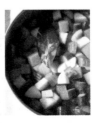

将泡菜汁煮沸，放入蔬菜，关火，早上做到这里，晚上回家后立刻能着手下一步。

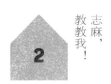

志麻，
教教我！

2

想轻轻松松做出法式家庭料理，有没有什么秘诀，或者怎样才能做得更好吃呢？

省事与费事

做法国家庭料理最省事的就是，大多可放心交给燃气灶、烤箱"包办"，尤其是烤箱。对法国的妈妈们来说，烤箱可谓最得力的烹饪器具，就似日本的燃气灶，动辄就会使用。

烤箱除了能够烘烤食材，还能做炖煮料理时，带锅一起放进去加热，这是烤箱的一大优势。与热源位于下方的燃气灶不同，烤箱内部整体能均匀受热，在食材烤熟前妈妈们几乎不用操什么心，趁这期间还能做上一道沙拉。

妈妈们可以腾出双手，时间充裕时，我推荐大家动手做一次沙拉调味汁。有的妈妈刚开始很惊讶地说："哪儿有那个闲工夫啊？！"不过，她们在试着做过后，发现不但做法简单，沙拉也比以往好吃了很多，现在都成了忠实的"手作派"。很多妈妈都反映说："自制的调味汁比冰箱

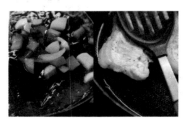

将猪肉煎上色后取出，连泡菜和汁液一起倒进锅里微煮收汁。

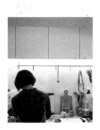

利用早上一小时，将便当、早餐及晚餐准备工作一口气做好！

里摆的各种市面上卖的调味汁要好吃很多倍！"

　　妈妈们在兑制调味汁时，谨记醋、油的比例大致是1：3。往醋里放入盐、胡椒粉后，要把盐粒充分搅拌溶解后再放油，做到这一步，就算完成了基础款调味汁。妈妈们也可以根据个人喜好，在调味汁中拌上点儿芥末酱或香辛料，让口味更丰富一些。醋、油也不用固守一种，不妨将厨房里现有的几种掺在一起试试看，比如苹果醋、葡萄酒醋和米醋，说不定能够兑出独一无二的好滋味。

没问题！

能省事的地方简单做，不能省事的地方就用心做。利用好烤箱，轻松简单翻倍！

玉米浓汤

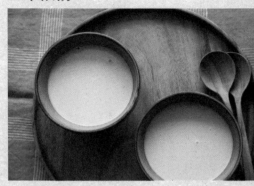

面粉用黄油翻炒，更添浓郁奶香

材料及做法（4人份）

玉米粒罐头 —— 1罐（约400克）
洋葱 —— 1/2个
面粉 —— 1小匙
西式清汤卤块 —— 1个
牛奶 —— 400毫升
黄油 —— 15克
盐、胡椒粉 —— 各适量

1. 洋葱切成薄片。将洋葱和黄油一起放入锅中，撒少许盐，将洋葱炒软。然后筛入面粉，炒至不带粉气。玉米粒罐头连汁液一起倒进去，加150毫升水，转大火煮沸，撇去浮沫，放入西式清汤卤块，转中火，将水分熬至一半。

2. 倒入牛奶，用料理机打至浓稠状。用细网筛过滤一遍后，口感更柔滑。再次煮开，尝一下味道，若感觉味道不足可再加点盐，也可根据个人口味撒些胡椒粉。

★可放入保温杯作热便当。

·可冷藏2～3日，也可冷冻。

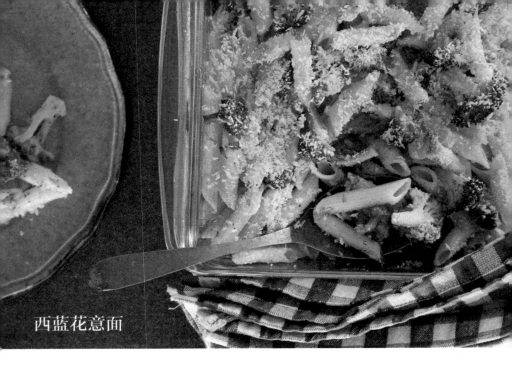

西蓝花意面

西蓝花煮得软烂一些，口味更好

材料及做法（4人份）

西蓝花 —— 2个

斜管面 —— 250克

蒜瓣 —— 2个

面包糠 —— 适量

奶酪粉 —— 适量

橄榄油 —— 适量

盐、胡椒粉 —— 各适量

1. 将西蓝花分成小朵，蒜瓣切成两半后用刀拍碎。

煮斜管面。锅中放大量水煮沸，撒少许盐。1升水大概放2/3大匙盐，只要觉得能够饮用即可。比规定的时间多煮上5分钟，在准备捞出的5分钟前放入西蓝花（**A**）。时间到后，西蓝花和斜管面一同捞出沥水，面汤暂时不要倒掉。

2. 往平底锅里倒入2大匙橄榄油，放入蒜瓣，用小火炒香。舀入50毫升面汁，转大火，收汁，放入斜管面及西蓝花。尝一下味道，若感觉味道不足可再加点盐，也可根据个人口味撒些胡椒粉。做好后，盛入耐热器皿。

3. 撒上面包糠及奶酪粉，淋上橄榄油。用预热230～250度的烤箱或烤吐司机，烘烤5分钟左右，将面包糠烤出漂亮的色泽即可。

★斜管面相应耐放，状态不会随着时间流逝而变化，很适合做便当。

西蓝花随后用来做沙司，煮软些更合适，分朵后可以再切小一点，将花茎煮到用手指能按破的状态。

A

· 可冷藏2～3日，也可冷冻。

材料及做法（4人份）

鸡腿肉 —— 200克

洋葱 —— 1个

西红柿 —— 2个

红、黄彩椒 —— 各1个

青椒 —— 4个

蒜瓣 —— 1个

咖喱粉 —— 1小匙

椰奶 —— 1罐（400克）

西式清汤卤块 —— 1个

盐、胡椒粉、油 —— 各适量

熟米饭 —— 适量

1. 鸡肉切成较大块，蒜瓣擦泥。将蒜泥、咖喱粉、盐、胡椒粉和鸡肉合在一起，用手揉拌入味后，静置15分钟以上（**A**）。洋葱切薄片，西红柿切块，彩椒及菜椒切条。

2. 锅中倒入油开大火，将鸡肉表面煎至金黄色。取出鸡肉，放入洋葱、彩椒（一半的量），将锅底残留的肉汁铲下来，一并混进食材。待食材炒软后，放入西红柿、西式清汤卤块，倒入椰奶，盖上锅盖，煮10分钟，最后用料理机打匀。

3. 将煎好的鸡肉回锅（**B**），加入剩余的彩椒，煮10分钟左右。再加入菜椒煮5分钟左右，直至变软。尝一下味道，若感觉味道不足可再加点盐，也可根据个人口味撒些胡椒粉。最后和米饭一同盛入盘中。

★可盛入保温杯作热便当，凉着吃味道也不错，不带汤汁的食材可直接装便当。

· 可冷藏2～3日，也可冷冻。

咖喱鸡肉风味温和，可单独作副菜享用

椰奶咖喱鸡

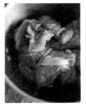

早上只需腌好鸡肉。

A

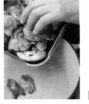

鸡肉表面煎上色后暂时取出，之后再回锅时就不容易发硬。

B

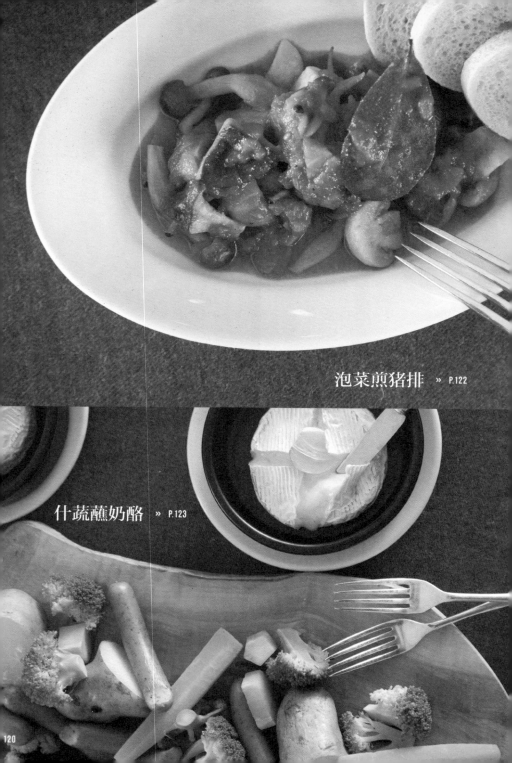

泡菜煎猪排 » P.122

什蔬蘸奶酪 » P.123

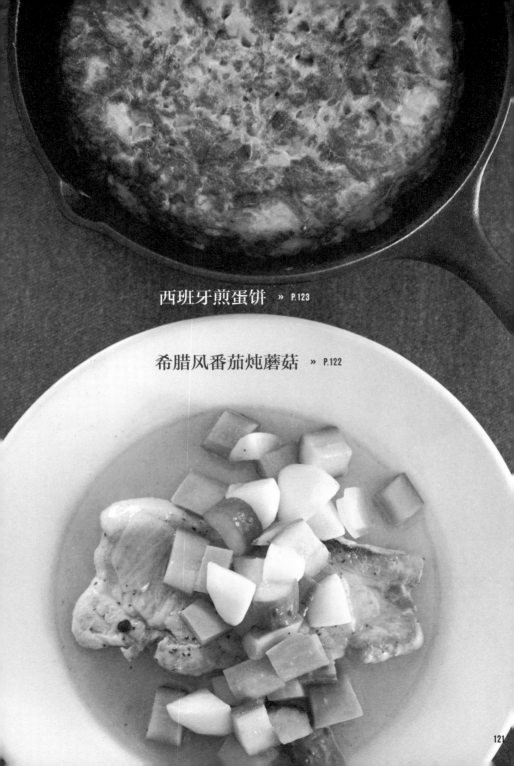

西班牙煎蛋饼 » P.123

希腊风番茄炖蘑菇 » P.122

泡菜煎猪排

泡菜是最棒的沙司

材料及做法（4人份）

猪肉（厚片）—— 4片
盐、胡椒粉 —— 各适量
白葡萄酒（或日本酒）—— 100毫升
由 —— 适量

泡菜用菜

| 洋葱 —— 1个　芜菁 —— 1个
| 胡萝卜 —— 1根 黄瓜 —— 2根

泡菜汁

| 醋、白葡萄酒 —— 各200毫升
| 砂糖 —— 3大匙
| 月桂叶 —— 1片
| 盐 —— 1大匙
| 胡椒粒（有的话）—— 适量

1. 制作泡菜。将所有蔬菜切成2厘米的方块，将制作泡菜汁的材料及200毫升水倒入锅中，撒入盐、砂糖，煮沸后添入蔬菜，关火，蔬菜利用余热加热（**A**）。

2. 往猪肉表面抹上盐、胡椒粉。平底锅倒油烧热，开大火将猪肉煎熟。取出，往煎肉锅里倒入白葡萄酒，开大火，将锅底残留的肉汁铲下来，融入汤中。

早上只需做到这步

3. 将步骤1中的蔬菜和泡菜汁（各一半，剩下的可现吃或冷藏）倒入平底锅，大火收汁，猪肉回锅，煮1分钟左右。

★泡菜可放上一周，多做些当常备菜，也能充便当配菜。

· 泡菜可冷藏保存一周。

希腊风番茄炖蘑菇

轻松品尝异域风味

材料及做法（4人份）

洋菇 —— 2盒（10~12个）
姬菇 —— 1盒（约100克）
杏鲍菇 —— 1盒（3~5个）
洋葱 —— 1/2个
番茄罐头（1罐）—— 400克
白葡萄酒 —— 100毫升
砂糖 —— 1大匙
月桂叶 —— 1片
孜然粉（有的话）—— 少许
盐、胡椒粉 —— 各适量
橄榄油 —— 适量

1. 较大的洋菇一分为二，较小的可直接使用，姬菇分成较大块，杏鲍菇切成和其他蘑菇差不多大的块状，洋葱切丁。

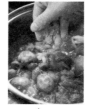
A
砂糖可以中和番茄的酸味。

2. 平底锅里倒橄榄油，放入洋葱，撒少许盐，用偏弱的中火炒至发软。添入菇类，转大火翻炒，均匀沾裹上油分，倒入番茄罐头、白葡萄酒，放入砂糖（**A**）。撒上1小匙盐及胡椒粉，放入月桂叶、孜然粉，盖上锅盖，中火炖煮10分钟。拿掉锅盖，收汁，至黏稠状态。

★作凉菜时味道不错，所以能直接装便当；还可以搭配炒猪肉或炒鸡肉。

· 可冷藏2~3日，也可冷冻。

西班牙煎蛋饼

半熟时盛出再回锅，
做出来的蛋饼既厚又软

材料及做法（直径18厘米的平底锅）

鸡蛋 —— 7~8个
混合碎肉 —— 200克
土豆 —— 2~3个
洋葱 —— 1个
盐、胡椒粉 —— 各适量
油 —— 适量

1. 土豆带皮洗净，用保鲜膜裹起来，放进600瓦微波炉里烤6分钟左右。烤软后取出，揭掉表皮，切成2厘米的方块。洋葱切小丁，鸡蛋打散并撒少许盐。

2. 平底锅里倒油，放少量盐翻炒洋葱。添入碎肉，转大火，撒1小匙盐及胡椒粉。待肉变色后，拌入土豆块。倒入蛋液，大致搅拌后煎至半熟状态（A、B），暂时盛出（C）。

3. 清洗平底锅，重新倒油，食材回锅继续煎烤。借助盘子翻个儿，将另一面也煎成酥香状态。

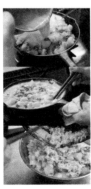

A 如果想做出厚实松软的煎蛋饼，尽量用小号平底锅。

B 和锅底接触的一面稳固后，大致搅拌，煎至半熟状态。

C 半熟状态下盛出。看似有些费事，但短时间内能做出外观漂亮的煎蛋饼。

★装便当时，可适当添些西蓝花或番茄，五彩缤纷的色泽更愉目。

· 可冷藏2~3日，冷冻时请不要放土豆。

什蔬蘸奶酪

奶酪用烤吐司机加热

材料及做法（容易操作的分量）

卡蒙贝尔奶酪 —— 2个
白葡萄酒 —— 2大匙
蒜瓣 —— 2个
土豆 —— 2个
胡萝卜 —— 1根
西蓝花 —— 1棵
小香肠 —— 8根

1. 土豆带皮洗净，裹上保鲜膜，用600瓦微波炉烤6分钟左右。烤软后，连皮一同切成大块。

2. 将胡萝卜切成条，西蓝花分小朵。锅中倒大量水烧开，依次放入胡萝卜、西蓝花、小香肠。蔬菜不要煮过，保留一些清脆口感，最后一同捞出沥水。

3. 蒜瓣切成两半，用刀拍碎。将奶酪表面划一道十字，撒入蒜末，放到耐热器皿里，用烤吐司机烤软。途中分两次各淋上1大匙白葡萄酒。蘸食享用。

★煮好的蔬菜可拿来装点便当。

· 当日做当日吃。

番茄可乐饼

鲥鱼烤小西红柿

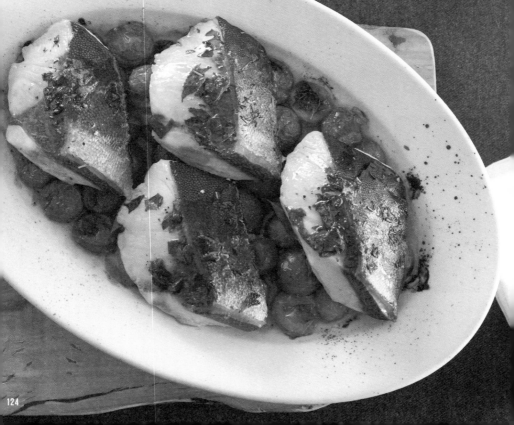

番茄可乐饼

法式可乐饼做法简单

材料及做法（容易操作的分量）

土豆 —— 5个
培根（厚片）—— 8片
欧芹 —— 1把
烤比萨用的奶酪（根据个人口味添加）—— 适量
鸡蛋 —— 1个
面粉、面包糠、油 —— 各适量

番茄沙司

洋葱 —— 1/4个
蒜瓣 —— 1个
番茄罐头（切块）—— 1罐（400克）
盐、胡椒粉 —— 各适量
油 —— 适量

1. 土豆带皮洗净，裹上保鲜膜，用600瓦微波炉加热8分钟左右，确保熟透。将培根切成小方块后轻炒，欧芹切碎。

2. 土豆剥皮捣碎，拌入培根、欧芹，也可根据个人口味加些奶酪。团成乒乓球大小的丸子（**A**），依次沾裹面粉、蛋液、面包糠。用少量油煎熟，中途勤翻动（**B**）。

3. 制作番茄沙司。将洋葱切成薄片，蒜瓣切末，用油略炒，待洋葱变软后，倒入番茄罐头，煮至收汁。尝一下味道，若觉不够味可再加点盐，也可根据个人口味撒些胡椒粉。装盘时，先盛沙司，再放上炸好的土豆可乐饼。

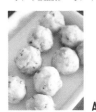 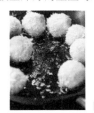

早上只用准备到这步。

锅内少量油就OK！

★装便当时，建议用较多的热油将土豆彻底炸透。

・可冷藏2～3日，也可冷冻。

鲫鱼烤小西红柿

鱼提前腌制好，只剩烘烤

材料及做法（4人份）

鲫鱼 —— 4块
小西红柿 —— 20～30颗
青紫苏 —— 4～6片
月桂叶 —— 2～3片
醋 —— 1/2小匙
橄榄油 —— 4大匙
盐、胡椒粉 —— 各适量

1. 给鱼肉表面抹上足量的盐、胡椒粉，放置片刻，擦净水分。将2片青紫苏切碎撒在鱼肉上，淋上1大匙橄榄油（**A**）。

2. 将小西红柿铺在耐热器皿中，撒少许盐，胡椒粉根据个人口味添加，淋上2大匙橄榄油，放几片月桂叶（**B**）。用预热200度的烤箱，烘烤10分钟左右。把腌好的鱼肉放在上面，继续用200度烤箱烘烤10分钟。

3. 将剩下的青紫苏切碎放进碗里，倒入油、1大匙橄榄油及少许胡椒粉，用勺子拌匀，最后淋在烤好的鱼肉上面。

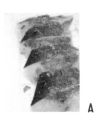 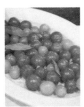

早上准备到这一步就OK！

小西红柿提前用烤箱烤10分钟，去掉多余水分。

★烤鱼和小西红柿都可拿来装便当。

・可冷藏到第二天。

布列塔尼风苹果蛋糕

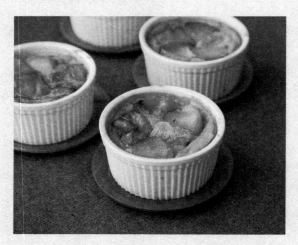

用简单的材料，做出朴素的法国地方点心

材料及做法

（6个250毫升的耐热杯）

苹果 —— 1个
黄油 —— 20克
砂糖 —— 10大匙
低筋面粉 —— 100克
鸡蛋 —— 2个
牛奶 —— 500毫升

1. 苹果带皮4等分，去核，切成一口大小。平底锅加热，融化黄油，放入苹果和1大匙砂糖，让苹果均匀沾裹砂糖和黄油，煎至砂糖融化变为焦糖色。

2. 将低筋面粉、剩余的砂糖一同放入碗中，磕入鸡蛋拌匀。将牛奶加热至室温状态，一点点倒入蛋糊，搅拌均匀。

3. 用黄油（分量外）涂抹模具，倒入蛋液，放入煎好的苹果。用预热200度的烤箱烘烤20～30分钟。最后用牙签戳一下确认烘烤状态，若无粘连即可端出。

小贴士

• 在煎苹果时，如果因搅拌过度造成果肉水分流出，就不容易上色，注意不要动得太勤，耐心等待。

• 用梨、桃、草莓等水分较多的水果制作这道甜点时，同样需要用黄油炒过后再煎上色。但用干果或香蕉时，可以直接搅入蛋液。

★ 往便当盒里偷偷放上这道甜点，孩子们肯定会很开心。

· 可冷藏2～3日，用水分较少的水果制作的甜点可冷冻。

掌握冷冻保存方法，有效留住美味

本书中有好多道料理可以冷冻保存。

妈妈们每次多做一些冷冻起来，忙碌日子里的三餐准备也许能够稍微松口气。

这里就一起学习一下留住美味的冷冻注意事项，以及吃起来更可口的几个秘诀吧！

冷冻时

要点 1

使用干净
卫生的容器

保存食材用的袋子或容器，一定要干净卫生，不要带任何水分。往容器里盛装时，也要使用干净的筷子或勺子。

要点 2

不接触空气，让保鲜膜
与食材"亲密接触"

保鲜膜紧贴料理密封的话，就能够有效避免食材接触空气。用可封口塑料袋时，也要尽量排净空气。

料理和保鲜膜或盖子之间留有空气层时，就会加速干燥或酸化，引起冻伤。将保鲜膜紧贴料理裹好后，盖上盖子，然后放入冷冻室。

要点 3

快速冷却

冷冻时若需花费太多时间，容器中的水分就会结冰，引起冻伤。如果是家庭冰箱冷冻室的话，尽量将食材摊平，放在金属托盘上，或是夹在托盘中间，让料理快速彻底冷冻。

摊平，挤出空气，密封。

要点 4

连汤带汁
一起保存

做蔬菜一锅炖、肉类炖煮料理时，和汤汁一起冷冻的话，能够避免食材干燥。

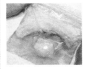

煮熟的猪肉和汤汁一同保存。

新鲜食材也能巧妙冷冻、解冻

尚未加热的食材在冷冻时，一定要用保鲜膜重新分别包裹。成块儿的生鱼肉、生肉片请务必一个一个包好。时间再紧张，也请不要带包装随意丢进冷冻室。

解冻时，最好提前半天或一天，从冰箱里拿出，让食材自然解冻，能够避免水分大量渗出。

急着解冻时，可以打开水龙头用流水持续冲洗，或使用微波炉的解冻功能。

解冻后的肉块大多表面水分较多，用厨房纸仔细擦干。如果带水分直接烹饪的话，既不容易煎上色，又会造成美味的肉汁白白流失。

使用冷冻料理时

案例 1

做奶汁烤菜或只需把表层的面包糠烤为金黄色泽时，先将食材彻底加热，再高温烘烤

表面撒有奶酪或面包糠的烘烤料理在解冻时，首先用微波炉彻底热透，再用烤箱将表面烤上色。只用烤箱的话，在食材内部还未热透前，表面可能就已烤焦。

案例 2

需油炸的食物可在冷冻状态下直接放进油锅

需要油炸或煎炸的料理，如果在过油前就冷冻起来的话，可以直接放进油锅里炸熟；如果是炸好后冷冻起来的话，可先用微波炉解冻，将内部热透后，再用烤箱将表面烤成香酥状态。

图书在版编目（CIP）数据

职场妈妈的家庭饮食管理术/(日)Tassin志麻著；王菲
译.--济南：山东人民出版社，2023.6
　　ISBN 978-7-209-13758-4

　　Ⅰ.①职… Ⅱ.① T… ②王… Ⅲ.①饮食营养学－基
本知识 Ⅳ.①R151.4

中国国家版本馆CIP数据核字（2023）第042846号

DENSETSU NO KASEIFU SHIMA-SAN GA UCHI NI KITA!
Copyright © Shima Tassin 2020
Original Japanese edition published by SEKAIBUNKA HOLDINGS INC.
Chinese translation rights in simplified characters arranged with SEKAIBUNKA Publishing Inc.
through Japan UNI Agency, Inc., Tokyo and Rightol Media Limited

山东省版权局著作权合同登记号　图字：15-2021-169

职场妈妈的家庭饮食管理术
ZHICHANG MAMA DE JIATING YINSHI GUANLISHU
[日]Tassin志麻　著　王菲　译

主管单位　山东出版传媒股份有限公司
出版发行　山东人民出版社
出 版 人　胡长青
社　　址　济南市市中区舜耕路517号
邮　　编　250003
电　　话　总编室（0531）82098914
　　　　　市场部（0531）82098027
网　　址　http://www.sd-book.com.cn
印　　装　山东临沂新华印刷物流集团有限责任公司
经　　销　新华书店

规　　格　32开（148mm×210mm）
印　　张　4.125
字　　数　100千字
版　　次　2023年6月第1版
印　　次　2023年6月第1次
ISBN 978-7-209-13758-4
定　　价　48.00元
　　　　　如有印装质量问题，请与出版社总编室联系调换。